U0288071

疾控科普系列

“三区三州”健康促进科普丛书

艾滋病

国家卫生健康委员会疾病预防控制局　组织编写

刘玉芬　主编

人民卫生出版社

编者名单

主　编

刘玉芬

编　委（按姓氏笔画排序）

王爱玲　汤后林　李　健　李　慧

金　聪　韩　晶　臧春鹏

前言

艾滋病是一种严重危害人类生命健康和社会经济发展的传染性疾病。自 1981 年发现以来，全球科学家开展了大量的科学攻关，并在艾滋病科学研究和防治领域取得了丰硕的成果。我国通过 40 年的不懈努力，已经有效控制了艾滋病的经注射吸毒传播、输血传播和母婴传播。但目前，全世界仍有 3600 万名艾滋病患者，艾滋病仍是世界性的公共卫生问题。在我国，特别是在一些贫困地区，艾滋病已经成为“脱贫致富”的拦路虎。在尚没有研发出能根治艾滋病的药物，也没有可预防艾滋病的疫苗情况下，宣传教育仍是预防艾滋病的最佳“疫苗”。因此，我们期望能够针对大家普遍关心的问题编写一本与艾滋病相关的健康科普读物。

本书经过资深科普专家深入浅出的问题回答，绘画作家墨笔丹青的简单勾勒，最终形成了这本语言通俗易懂、形式图文并茂的图书。本书主要是向读者朋友们介绍艾滋病的基础知识、预防和治疗策略，让大家轻松掌握艾滋病防治知识，促进不良行为的改变，做到了解艾滋病、远离艾滋病。

全书集科学性和知识性为一体，以一问一答的形式对艾滋病相关知识进行描述，主要介绍了艾滋病病毒是什么、艾滋病是怎么回事，艾滋病是如何传播的，怎样预防艾滋病，如何检查、诊断和治疗，一旦不幸得病后到哪里去寻求帮助等。

本书通俗易懂，适合基层卫生工作者、教育工作者、全国各地特别是贫困地区的普通群众和中小学生阅读。希望本书能为传播艾滋病知识，减少艾滋病感染提供帮助。

艾滋病的每一项科学研究进展，是众多科学家、一线工作人员与艾滋病斗争的结果，是人类集体智慧的结晶。在此，谨代表本书的编者们，向艾滋病防治各领域科学研究取得进展的科研工作者，向奋战在艾滋病防治一线工作人员，向积极投身艾滋病公益事业的社会组织、志愿者表示由衷的感谢！

由于时间仓促，水平有限，疏漏与不妥之处敬请专家与读者批评指正。

刘玉芬

2019 年 3 月

目录

认知篇

第一章 认识艾滋病病毒

第二章 认识艾滋病

第三章 认识艾滋病检测

第四章 认识艾滋病的传播途径

预防篇

第五章　预防经性途径传播艾滋病

第六章　预防经血液途径传播艾滋病

第七章 预防经母婴途径传播艾滋病

治疗与康复篇

第八章 抗病毒治疗与关怀

附件

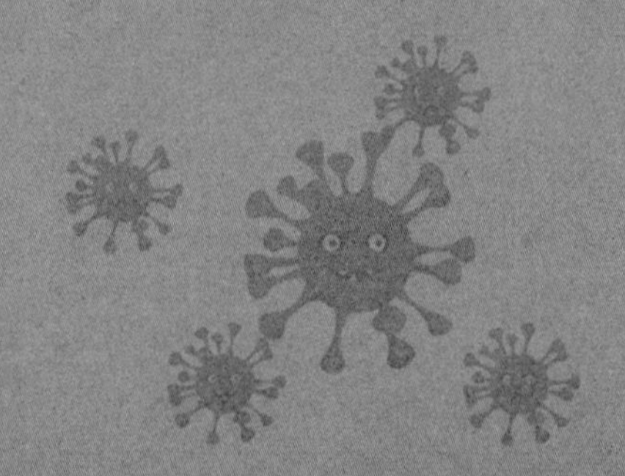

认知篇

第一章 认识艾滋病病毒

1. 什么是艾滋病病毒

艾滋病病毒（HIV）是一种病原体，它能攻击人体的免疫细胞，使免疫功能下降甚至丧失，引起获得性免疫缺陷综合征（AIDS），也就是大家常说的艾滋病。

艾滋病病毒能够破坏在免疫系统中起到重要作用的 $CD4^{+}T$ 淋巴细胞，导致人体免疫功能的下降甚至丧失。缺少了免疫系统的保护，人体便容易感染各种疾病。一些平时不会导致健康人生病的病毒、细菌、真菌和原虫等微生物都会引起艾滋病病人的严重、甚至致命的感染，比如卡波西肉瘤、肺孢子菌肺炎以及其他严重的机会性感染。同时，由于缺少了免疫系统的监视和清理，艾滋病病人也可能发生恶性肿瘤（如女性宫颈癌和男性直肠癌），如果不能及时治疗，死亡率很高。

艾滋病病毒变异性很强，根据艾滋病病毒基因组的序列差异，从人体中分离的艾滋病病毒可被分为两型，分别是 HIV-1 型和 HIV-2 型。导致全球艾滋病流行的主要病原体是 HIV-1 型，我国流行的艾滋病病毒也主要是 HIV-1 型,而 HIV-2 型仅限于在西非和中非的某些地区流行。

2. 艾滋病病毒藏在身体哪些地方

艾滋病病毒主要存在于艾滋病病毒感染者的血液、精液、阴道分泌物、组织液、淋巴液、脑脊液、乳汁等体液中。可通过性接触传播、血液传播及母婴垂直传播 3 条途径传播。

泪液、汗液、唾液、尿液和伤口渗出液中也含有艾滋病病毒,但含量很少,浓度极低。并不能造成艾滋病的传播。

3. 艾滋病病毒在体外能存活多久

艾滋病病毒在体外生存能力很差。

艾滋病病毒存活的时间与其所处环境有关。一般情况下,温度越高,其存活时间越短。在超低温状态下(-196℃~-70℃),艾滋病病毒可保持其传染性长达数月至数年。在室温或者 37℃环境中时,在含血清等有机物液体中的艾滋病病毒感染活力,可持续 14~28 天;在水溶液中,可持续 7~14 天。

如温度上升到 55℃，30 分钟就可灭活艾滋病病毒；60～70℃加热 10 分钟、75℃以上加热 5 分钟就可以使其灭活。

艾滋病病毒对干燥很敏感。在干燥条件下 10～20 分钟，艾滋病病毒就会死亡。例如，将含有艾滋病病毒的血液保存在针管中，于室温下放置 14 天，其中的病毒可能仍然存活。而一旦血液暴露在外，逐渐干燥或加热到 75℃以上，艾滋病病毒很快就会死亡。

所以，被艾滋病患者血液或体液污染的环境，只要使用了正确的消毒方法，就不会造成艾滋病病毒的传播。

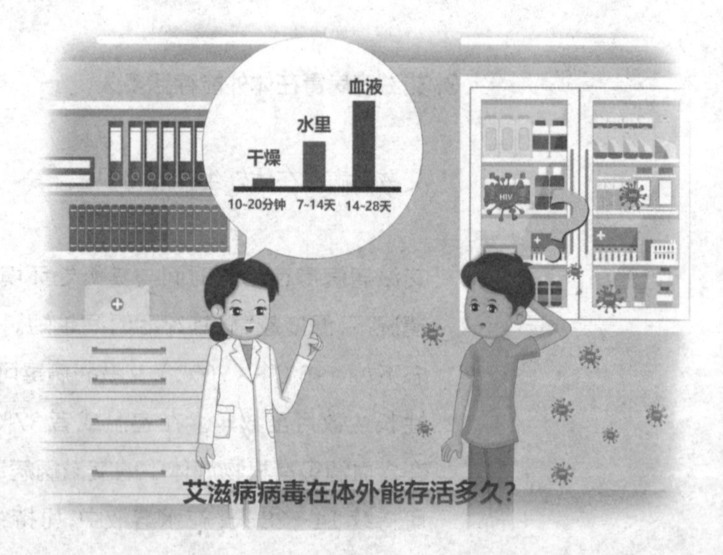

4. 艾滋病病毒的传染性强吗

艾滋病病毒有传染性,但传播比较困难。

只有携带了一定数量病毒的血液或体液,通过一定的方式从一个人体内或外环境进入到另一个人体内时,才能发生病毒的传播。艾滋病病毒的传播需要具备四个条件:

一是有艾滋病病毒感染者,且艾滋病病毒通过艾滋病病毒感染者的体液排出了体外。

二是排出的艾滋病病毒在体外保持存活。艾滋病病毒在体外生存能力很差,如第 3 题所述。

三是体液中的病毒达到一定的数量。只有艾滋病病毒含量较高的感染者血液、精液、阴道分泌物、乳汁等体液才引起传播。经过抗病毒治疗,病毒含量下降到检测不到时,传染性下降到几乎没有。

四是身体表面出现伤口或黏膜破损。只有一个人的身体表面出现伤口或黏膜破损时,大量存活的病毒才可能通过伤口或破损的黏膜处进入身体,病毒进而不断复制,最终实现传染。

日常生活中可以接触到的泪液、汗液、唾液和尿液中艾滋病病毒含量很少，浓度极低，很难引起传播。
艾滋病病毒主要存在于艾滋病病毒感染者的血液、精液、阴道分泌物、组织液、淋巴液、脑脊液、乳汁等体液中。
艾滋病病毒的传染性强吗？

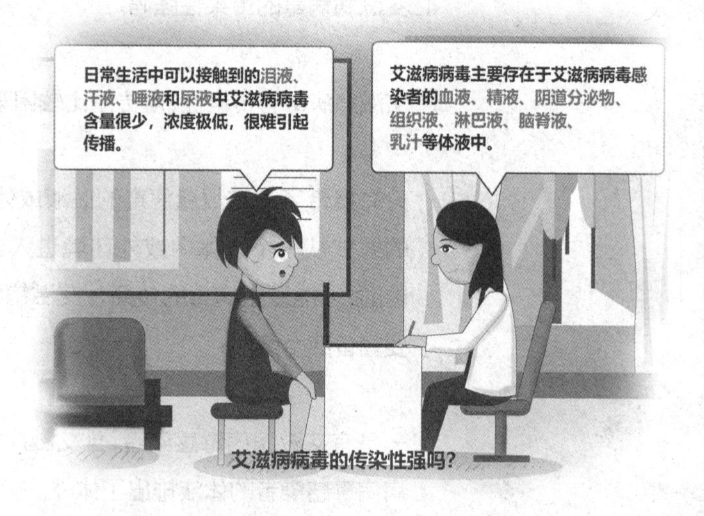

5. 一旦感染艾滋病病毒，终身具有传染性吗

是的。

感染艾滋病病毒后，病毒就和细胞整合在一起，免疫系统并不能彻底将其清除，从而形成终身、慢性艾滋病病毒感染。在此期间，病毒仍在体内复制，血液、精液、阴道分泌物、淋巴液、脑脊液、乳汁等体液中均存在艾滋病病毒，因此，始终具有传染性。

目前，可通过高效联合抗逆转录病毒治疗，也就是常说的抗病毒治疗，来降低体内病毒的含量，从而减少将艾滋病病毒传染给他人的风险。但截至目

前，还没有发现任何一种药物可以将艾滋病病毒从人体内彻底清除。相关研究证实，当艾滋病病毒感染者接受了抗病毒治疗之后，一旦把病毒量控制在现有检测能力检测不出的水平时，将艾滋病病毒经性传染给他人的可能性就极低，即检测不到等于不具传染力。

但是，艾滋病病毒感染者在发生性行为时，无论病毒载量水平如何，为了避免感染他人，也为了保护自己不受其他病原感染，都必须要坚持使用安全套。

6. 针对艾滋病病毒的消毒方法有哪些

加热、干燥和常用消毒剂消毒等方法都可将艾滋病病毒灭活。

将含有艾滋病病毒的液体，在外暴露干燥 10 ~ 20 分钟，加热到 56℃持续 30 分钟，加热到 60 ~ 70℃持续 10 分钟，或者 75℃以上持续 5 分钟，就可以将其中的艾滋病病毒灭活。

对于被艾滋病病毒污染过的用品或器具，使用 50% 乙醇或乙醚溶液、0.2% 次氯酸钠溶液、0.1% 家用漂白粉、0.3% 双氧水或 0.5% 来苏水处理 5 分钟，就可使物品上的艾滋病病毒灭活。日常生活中，对被艾滋病病毒污染的物品，如衣物，用煮沸 20 分钟的方式和晾晒的处理办法也可有效地将艾滋病病毒灭活。

需要注意的是，艾滋病病毒对紫外线不敏感。因此，不能单纯使用紫外线消毒被艾滋病病毒污染的物品。

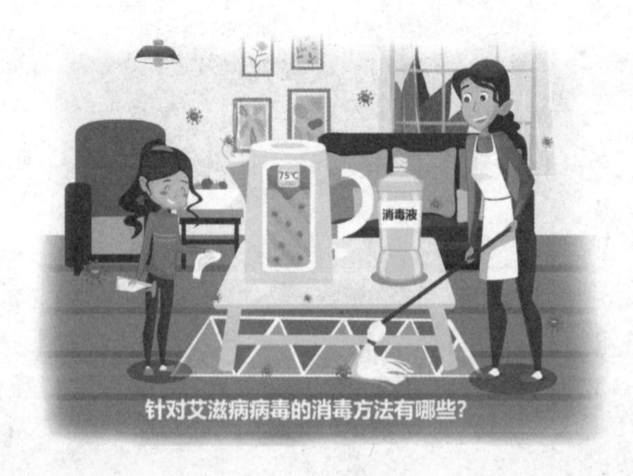

第二章 认识艾滋病

7. 什么是艾滋病

艾滋病是一种慢性传染病，是艾滋病病毒侵入人体后引起免疫能力损害的严重传染病。与先天性免疫缺陷不同，所以叫获得性免疫缺陷综合征（AIDS），中文音译为艾滋病。

1981年，艾滋病首先在美国的男性同性恋者中被发现。1982年，这一疾病被命名为“获得性免疫缺陷综合征”。1985年，艾滋病传入我国，报告的首例艾滋病病例是来华旅游的美籍阿根廷人。1985～1988年，陆续发现少量从境外进入中国的输入性病例。1989年，在我国云南发现静脉注射吸毒途径传播病例。1989～1994年，几个省份出现静脉注射吸毒途径传播病例和少量性行为途径传播病例。1995年以后，静脉注射吸毒、性行为和非法采供血途径传播病例均出现，并且随着人口流动和第二代传播扩大到范围更大的地区，以及出现母婴途径传播病例。

8. 艾滋病离我们遥远吗

艾滋病离我们并不遥远。

我国的艾滋病病毒感染者已经从最初仅在云南、河南、新疆等几个省份发现，扩展到目前的全国 31 省份。从最初局限在吸毒人群、卖血人群，扩展到易感染艾滋病的高危人群，到目前已经扩展至一般人群。传播途径从最初的血液（吸毒）传播为主，发展到以性途径传播为主。2013 年以来，经性途径传播已达到 90% 以上，性传播已经成为我国艾滋病流行的主要传播途径。

截至 2018 年底，我国报告存活的艾滋病病毒感染者已经达到 86.1 万，按照中国疾病预防控制中心、联合国艾滋病规划署、世界卫生组织联合评估的结果，截至 2018 年底，我国估计存活艾滋病病毒感染者约 125 万。可见，我国还有近 40 万的艾滋病病毒感染者没有被发现，也许他们就在你身边，所以需要大家掌握艾滋病防治知识，保护自己，保护家人。

9. 感染艾滋病后，一般经历几个阶段

艾滋病的病程分为急性感染期、无症状感染期和艾滋病病人 3 个阶段。

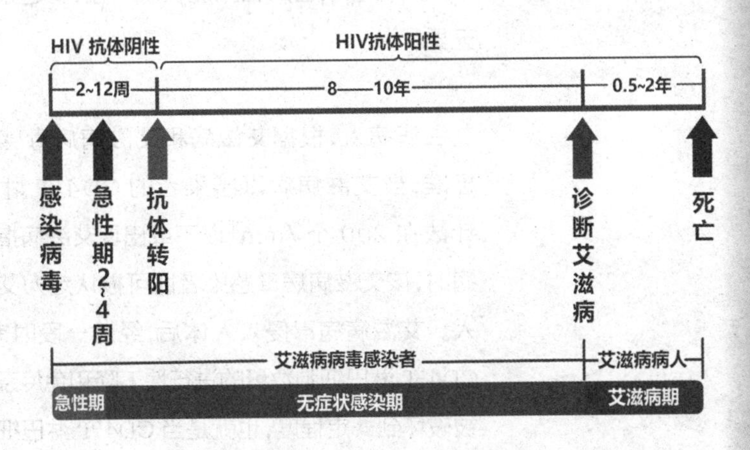

感染艾滋病病毒的自然发展历程

10. 艾滋病病毒感染者和艾滋病病人有什么不同

人体感染艾滋病病毒之后，出现明显的临床症状之前称为艾滋病病毒感染者，出现明显的临床症状之后称为艾滋病病人。

艾滋病病毒感染者，指艾滋病病毒侵入人体后，经过急性感染期、无症状感染期，到发病症状出现前的病人。因为免疫系统还没有受到严重的破坏，艾滋病病毒感染者的临床症状不明显，看起来与常人无异。

艾滋病病人，根据艾滋病和艾滋病病毒感染诊断标准，当艾滋病病毒感染者的 $CD4^{+}T$ 淋巴细胞计数在 200 个 $/mm^3$ 以下或出现艾滋病指征性疾病时，该艾滋病病毒感染者即可被认定为艾滋病病人。艾滋病病毒侵入人体后，经过一段时期，随着 $CD4^{+}T$ 淋巴细胞数量的进行性下降和免疫系统功能被破坏到一定程度，也就是当 $CD4^{+}T$ 淋巴细胞下降到 200 个 $/mm^3$ 以下的时候，各种机会性感染的概率大大增加，出现包括肺孢子菌肺炎（PCP）在内的 25 种指征性疾病。

艾滋病病毒感染者和艾滋病病人都具有传染性。艾滋病病毒感染者因为没有临床症状，具有较强的隐匿性，造成传播的机会较大。

11. 如何确认自己有没有感染艾滋病

进行艾滋病检测是确诊是否感染艾滋病的唯一方法。

在感染早期，人体会出现一过性的急性期感染症状，包括发热、淋巴结肿大等等。这些症状通常在感染6周左右消失，之后疾病就进入了潜伏期，大多数人在潜伏期没有明显的症状。所以，通过一个人的外表和主观感受，无法判断一个人是否感染了艾滋病病毒。

有的人感觉自己平时身体很好，在发生了可能导致艾滋病病毒感染的高危行为之后，并没有出现什么特殊的症状，就认为自己没有感染艾滋病病毒。或者，看到对方身体状态很好，就认为对方很健康，发生性行为时不使用安全套。还有的人，感觉自己有发热、肌肉酸痛或者感冒样的症状，就认为自己一定感染了艾滋病病毒等等。这些想法都是错误的。

是否感染了艾滋病病毒，不能靠个人的感觉和症状来判断，必须到疾病预防控制中心、医院等医疗卫生机构进行艾滋病筛查检测，如果筛查检测结果是阳性，必须再进一步采血进行确证检测，如果确证检测结果为阳性，才能确诊为艾滋病病毒感染。

12. 艾滋病病毒感染早期有什么症状

在最初感染艾滋病病毒的急性期（2～4 周）中，感染者的血液中存在大量的艾滋病病毒，此期的艾滋病病毒感染者传染性是最强的。这段时间，40%～70% 以上的感染者会有流行性感冒或单核细胞增多症样表现，包括发热、淋巴结肿大、咽炎、皮疹、肌肉痛或关节痛、血小板减少症、白细胞减少症、腹泻、头痛、恶心、呕吐等，最常见的是发热，其次是淋巴结肿大、咽炎或短暂性麻疹样皮疹。

急性期症状通常持续 2～3 周后会自行缓解。由于每个人的身体状况不同，急性期症状的反应也不相同，有的人可能症状比较明显，利于引起自身注意；而有的人症状不明显，易被误以为是普通感冒，难以引起重视。根据统计，有急性期症状的感染者只有 20%～30% 会去医院就诊，但因为这些症状并没有特异性，故很难将艾滋病病毒感染与其他病毒感染性疾病区分开来。如医生对就诊病人发生过可能感染艾滋病病毒的高危行为没有了解，则很容易漏诊。

病毒在体液中的含量	体液	接触方式	是否传播
极高	血液	注射吸毒、非法卖血、输血等	传播
高	精液、阴道分泌物	性行为	传播
	羊水	胎儿与羊水的接触	传播
低	乳汁	母乳喂养	传播
极低	泪液、汗液、唾液、尿液	共用游泳池，共同进餐 礼节性接吻 打喷嚏、咳嗽 日常接触	不传播

13. 艾滋病潜伏期有多长时间，身体有什么症状

潜伏期一般 8～10 年，通常没有明显的症状。

艾滋病潜伏期，指从机体感染艾滋病病毒开始，到出现艾滋病症状和体征的时间。潜伏期的长短与感染艾滋病病毒的数量、分型、机体免疫状况、营养条件和生活习惯等因素都有关系，每个艾滋病病毒感染者的潜伏期持续时间并不完全相同，平均时间为 8～10 年。病程发展迅速的，潜伏期可缩短至 2～3 年；发展缓慢的，潜伏期可延长至 12 年以上，还有极少的感染者长期处于无症状阶段。

潜伏期不是静止期，更不是安全期。自然情况下，艾滋病病毒一旦进入体内造成了感染，免疫系统不能彻底将其清除，就会在人体内持续繁殖，并对人体免疫系统造成持续损害，$CD4^+T$ 淋巴细胞数量将出现缓慢的、进行性的减少，平均每年减少 40～80 个 /mm^3。此时，如果接受抗病毒治疗，$CD4^+T$ 淋巴细胞通常会明显升高，免疫功能得到一定的恢复和重建。

这一时期，由于艾滋病病毒进入人体后的繁殖需要一定的时间，除了在刚被感染的急性期内可能会有一些症状（如第 12 题所述）外，感染者的免疫功能还没有受到严重破坏，通常没有明显的症状，所以称为“无症状感染期”。有些病毒感染者会有轻至中度的淋巴结肿大和皮肤损害，其中，皮肤损害以脂溢性皮炎比较常见，尤其容易发生在鼻唇沟和发际处。在潜伏期的晚些时候，也会出现口腔毛状白斑。

14. 艾滋病病人有哪些常见症状

艾滋病病人经过 8~10 年的潜伏期，因为体内病毒不断增加，免疫系统严重受损，当 $CD4^{+}T$ 淋巴细胞下降到 200 个 /mm^3 以下的时候，艾滋病病毒感染者也就成为了艾滋病病人。常见的临床症状包括：持续的不明原因的不规则发热；慢性不明原因腹泻（次数多于 3 次 / 日）；体重进行性下降；反复发作的口腔白念珠菌感染；反复发作的单纯疱疹病毒感染或带状疱疹病毒感染导致的带状疱疹、皮疹；反复发作的肺部感染等。晚期出现神志的改变、肢体活动障碍和视力下降等各系统损伤表现。

这一时期的病人患各种机会性感染的危险性很高，包括肺孢子菌肺炎、脑弓形虫病、隐孢子虫病、等孢子虫病、结核病、淋巴瘤、卡波西肉瘤、食管念珠菌病等 25 种指征性疾病。其中，肺孢子菌肺炎、卡波西肉瘤、巨细胞病毒感染以及肺结核是常见的艾滋病指征性疾病，也是最常见的威胁艾滋病病人的疾病。

15. 感染艾滋病以后还能活多久

在自然状态下，受病毒和机体双重因素的影响，每个艾滋病病毒感染者从感染艾滋病病毒，到发展为艾滋病期的时间跨度存在差异。据统计，潜伏期的平均值为8~10年。一旦进入艾滋病期，免疫功能的严重缺陷，将导致各种机会性感染以及肿瘤的发生。如果不及时治疗的话，病人的死亡率极高，一般在半年至2年内死亡，平均可存活9个月。

如果及时接受艾滋病抗病毒治疗，可以生存较长的时间甚至达到平均寿命。随着艾滋病抗病毒治疗药物的应用和推广，不仅降低了艾滋病病死率，还延长了病人的生命，提高了病人的生存质量。目前，越来越多的证据证实——早期开始抗病毒治疗，可以抑制机体内艾滋病病毒复制，重建并维持机体的免疫功能，推迟进入艾滋病期的时间，进一步延长感染者的生命。

因此，当发现感染了艾滋病病毒时，应尽早接受抗病毒治疗，并按照治疗要求规律服药，保持良好的治疗依从性和健康的生活方式。如此，达到健康人群的平均寿命，并非难事。

16. 艾滋病有疫苗吗

截至目前,还没有预防艾滋病的疫苗。一般来讲,所有疫苗从研发到上市的过程非常漫长,而对于艾滋病疫苗来说,更是难上加难。主要原因包括:

（1）艾滋病病毒是一种逆转录病毒,不仅繁殖速度惊人而且变异频率非常高。

（2）艾滋病病毒主要攻击人体的免疫系统,而疫苗产生抗体的过程离不开免疫系统,免疫系统受损、免疫功能低下,往往是疫苗接种失败的主要原因。

（3）人体内对抗艾滋病病毒主要依靠细胞毒性T淋巴细胞分泌各种细胞因子参与免疫作用杀死被病毒入侵的细胞,从而终止艾滋病病毒的繁殖,但目前研制出的疫苗都无法有效地将细胞毒性T淋巴细胞激活。

（4）没有合适的艾滋病病毒动物模型。目前通用的动物模型是猴子,但它们不感染艾滋病病毒,因此只能用人猴嵌合免疫缺陷病毒(属于一种HIV样病毒)进行试验。这样一来,获得的疫苗即使动物试验效果很好,应用到人体还需要过程。

第三章 认识艾滋病检测

17. 为什么要及早、主动进行艾滋病检测

担心自己或他人是否患上艾滋病，最好的办法就是及早主动进行艾滋病检测。很多人存侥幸心理，认为对方看起来健康或者认为自己身体好不会被感染。即便是感染了，艾滋病病毒感染者在感染早期极少出现明显症状，常常被人们所忽略，一直到出现症状的时候才去就诊，延误了治疗时机。所以在高危行为后应主动、尽早寻求艾滋病咨询检测，及时了解自身的感染状况。

早期检测出艾滋病病毒感染，可以尽早开始抗病毒药物治疗，使个体免疫系统维持较好的功能，获得最佳治疗效果。此外，及早检测和诊断艾滋病可以获得更多专业的服务与帮助，也可避免传给性伴侣，降低传染他人的风险。无论你的检测结果是阳性或是阴性，都有助于你明智地决定有关安全性行为和生活方式的选择，时刻注意保护自己健康，坚持每次性行为使用安全套。

18. 艾滋病病毒进入人体后，最早多久能检测出来

艾滋病病毒感染后，一般需要3~5天先到达人体的局部淋巴结，再进入外周血。而且，感染后体内也不会马上生成抗体。因此，艾滋病检测存在窗口期问题，即从艾滋病病毒感染人体到血液中能检出抗体或核酸需要一段时期。由于每个人体内的病毒复制速度和抗体生成速度存在差异，核酸检测的窗口期为1~4周，抗体检测的窗口期一般为4~12周。艾滋病病毒感染后，最早：

1周左右可在外周血中检测到病毒的核酸。
2周左右可在外周血中检测到艾滋病抗原。
4周后可在外周血中检测到艾滋病抗体。

需要提醒的是：窗口期尽管检测不出抗体，但病毒核酸已经在体内复制，同样具有传染性。因此，在这段时间发生性行为，必须要使用安全套保护性伴不被感染。

高危行为后，最早：
1周检出HIV核酸
2周检出HIV抗原
4周检出HIV抗体
17

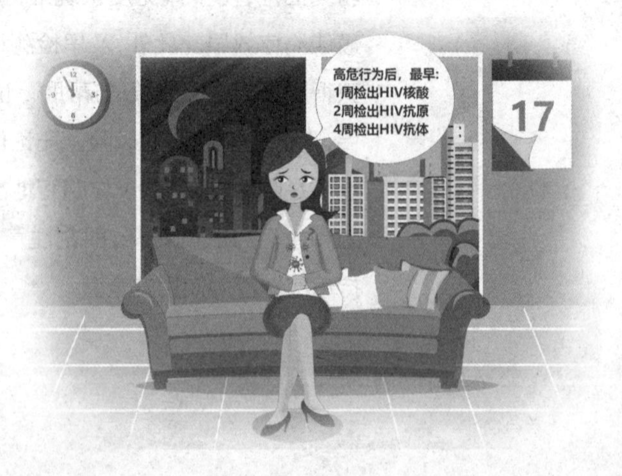

19. 高危性行为后，最好什么时候去检测

在高危性行为后应尽早进行艾滋病检测，考虑到如18题所述艾滋病存在检测的窗口期问题，可以在高危性行为1周后进行艾滋病病毒核酸检测，或2周后进行艾滋病病毒抗原检测，或4周后进行艾滋病抗体检测，选择其中之一即可。

对经常有高危行为又不用安全套者，梅毒、淋病、尖锐湿疣等性病患者，以及艾滋病病毒感染者的配偶或性伴，建议每3个月进行一次艾滋病抗体检测。

目前，应用第三代艾滋病筛查试剂进行艾滋病抗体检测、第四代艾滋病筛查试剂进行艾滋病抗原抗体检测是各基层疾病预防控制中心、医院普遍具备的检测能力。并且，疾病预防控制机构开展的抗体检测或抗原抗体检测是免费的。

20. 在什么情况下 / 哪些人，需要进行艾滋病检测

发生高危异性性行为或男性同性性行为又不使用安全套的人，比如：一夜情，找小姐，不固定的性伴，同时交往多个性伴，通过网络交友软件与不认识的人发生性行为，与已知感染艾滋病的人发生性行为等，需要进行艾滋病检测。

与他人共用针具进行注射吸毒，曾在非正规医疗单位拔牙、文身、针灸，非法献血和输入不明来源的血液等高危行为者，应在事后进行艾滋病检测。

准备结婚的伴侣建议在婚前进行艾滋病检测。婚检检测艾滋病是根据需要或自愿原则确定，疾病预防与控制机构和医疗机构将严格保密婚检资料，只告知本人。

孕妇建议在刚发现怀孕时检测，感染了艾滋病的妈妈生的宝宝要在出生时检测，以确保有一个健康的宝宝。

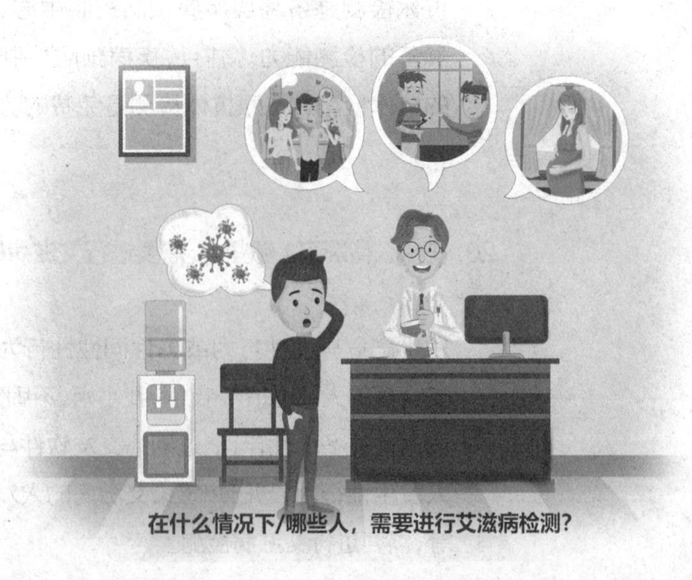

21. 检测艾滋病的方法有哪些

艾滋病检测包括筛查检测和确证检测。一般首先进行的是筛查检测，筛查发现阳性的，需要进一步进行确证检测，才能确诊是否感染艾滋病。

筛查检测可以用血液（包括指尖血），也可以用口腔黏膜渗出液（俗语讲唾液）和尿液。检测血液常用的筛查试剂有第三代筛查试剂和第四代筛查试剂。第三代筛查试剂检测的是艾滋病病毒抗体，第四代筛查试剂可以同时检测艾滋病病毒抗原和抗体，窗口期比用第三代试剂提前1周。通常采集血液样本进行检测，因为结果会更准确。目前，用口腔黏膜渗出液和尿液进行快速检测的唾液检测试剂和尿液检测试剂也使得筛查检测更加便捷，也更有利于隐私保护。

确证检测在专业实验室进行，需要采集血液样本进行检测以确保检测结果的准确性。常用的确证检测方法包括抗体免疫印迹试验、条带或线性免疫试验。目前，还可用核酸检测试验进行确证（包括定量和定性试验），有助于较早确诊艾滋病病毒感染。

22. 用血液、尿液、唾液进行艾滋病检测，哪个更准确

用血液可以进行多项艾滋病检测，包括检测艾滋病病毒的核酸、抗原，以及人体产生的艾滋病抗体；而用尿液和口腔拭子采集的口腔黏膜渗出液（大众俗称唾液）仅能进行艾滋病抗体的检测。

在进行艾滋病抗体筛查试验时，血液的结果最准确，用口腔黏膜渗出液和尿液检测的灵敏度和特异性略低于血液。但考虑到样本采集的便利性、无创伤性，口腔黏膜渗出液和尿液检测适用于大众的筛查检测。目前，国家已经批准了尿液检测试剂可作为自我检测的试剂，检测的私密性进一步增加。

需要提醒的是，筛查检测阳性者必须到疾病预防控制中心和医疗机构进行必要的咨询、复检，只有确证试验才能确诊是否感染了艾滋病。

23. 艾滋病检测结果阳性一定是感染了，阴性是没感染吗

这种问题一般指艾滋病筛查检测的结果为阳性或阳性。

如果检测结果为阴性，可能是没有感染，也有可能正处于抗体检测窗口期，需要结合具体情况进行判断。建议在发生高危行为 12 周后再次进行检测以确认是否感染艾滋病。在此期间，如果没有再发生高危性行为，12 周后检测结果阴性，则可排除本次高危行为引起的艾滋病病毒感染。但即便检测结果阴性，也需要时刻注意保护自己健康，坚持每次性行为都使用安全套。

如果检测结果为阳性，表示检测出了艾滋病病毒的抗体，不能说明就一定是感染了艾滋病。因为筛查检测有可能出现假阳性的结果，还需要进一步到当地的疾病预防控制机构和医疗机构进行确证检测才能确诊是否感染艾滋病。生活中，还要注意性生活中使用安全套，保护性伴侣不被感染，同时告知、动员性伴接受艾滋病检测。

所以，仅仅做一次艾滋病检测，不能诊断有没有感染艾滋病病毒。

24. 如果在性行为前进行了检测，可以进行无保护的性行为吗

不可以。

如第 18 题所述，因为艾滋病检测存在窗口期问题，即便性行为前进行了艾滋病检测，且检测结果为阴性，他 / 她可能在感染窗口期，不能完全排除感染的可能性。并且，在艾滋病感染窗口期的感染者具备较强的传染性，性行为时需要正确、全程佩戴安全套。

25. 担心自己感染了艾滋病，可以去哪里检测

担心自己感染了艾滋病，可以到以下机构寻求检测服务：

（1）各地疾病预防控制中心自愿咨询检测门诊（VCT）可以获得免费咨询和检测服务；

（2）各地县级以上医院均可以提供检测服务；

（3）各地妇幼保健机构和大部分的基层医疗机构也可以提供检测服务；

（4）开展艾滋病预防的社会组织小组可提供检测咨询和转介服务；

（5）一些高校设立了自助尿液检测包售卖机，可以自行购买；

（6）通过网络购买尿液传递检测服务包。

提供初筛检测服务的自愿咨询检测机构名录和提供确证检测服务的确证实验室名录可以在中国疾病预防控制中心性病艾滋病预防控制中心官网查询。网址：http://ncaids.chinacdc.cn/fazl/jcjg_10287/

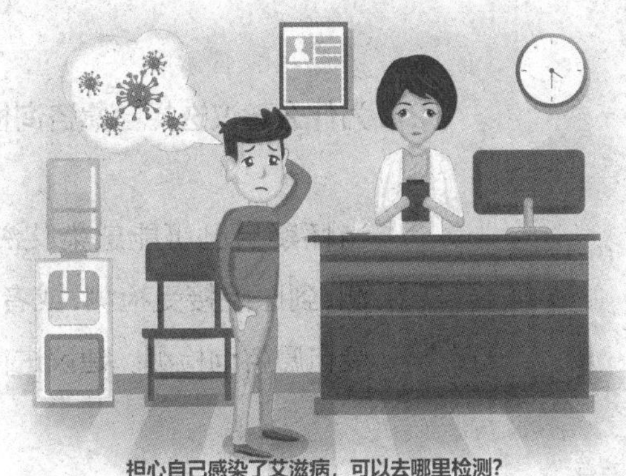

担心自己感染了艾滋病，可以去哪里检测？

26. 可以自己在网上购买试剂做检测吗

可以。

自我检测是世界卫生组织推荐的一种检测手段，国际上已经有检测试剂获得认证。我国目前还没有获得认证的产品。通过网络购买快速试剂进行自我检测的人，需要特别注意：

（1）自我检测者，由于没有接受过培训，采集样本、检测过程和对结果的理解，可能存在一些错误，因此可能出现不正确的结果，包括假阴性和假阳性。
（2）自我检测阳性并不能确诊艾滋病感染，一定要到疾病预防控制中心或正规医疗机构进行检测。
（3）自我检测阴性，一般来说，提示没有艾滋病感染，但因存在窗口期，建议在3个月后到疾病预防控制中心或正规医疗机构进行咨询和检测。

27. 为什么建议选择自愿咨询检测

当怀疑自己可能感染艾滋病时，可以选择自我检测，到医院接受检测，或者到疾病预防控制中心接受自愿咨询检测。建议进行自愿咨询检测。

自愿咨询检测并不意味着所有人都需要做检测，有些人可能仅仅是通过接受咨询，解决疑惑的问题。在自愿咨询检测门诊可以为咨询者提供必要的艾滋病知识咨询和心理支持，为有高危行为的人进行艾滋病检测；并在检测后，为受检者准确解读检测结果、指导如何排除感染或确诊感染；为受检者特别是感染者提供心理支持和转诊、治疗服务，并提供行为指导，促使受检者减少危险行为，预防艾滋病病毒的传播。

在各地疾病预防控制中心设立的自愿咨询检测门诊（VCT）可以获得专业人员的免费咨询和检测服务，并严格执行保密制度。

28. 艾滋病检测多久可以出结果

筛查检测一般当天就可以出结果。如果进行的是快速筛查检测，可以在30分钟内出结果。

如果筛查检测是阳性结果，需要到有艾滋病确证检测资格的实验室进行确证检测，一般需要3~5个工作日获知结果。

29. 艾滋病检测的结果,别人会知道吗

各地提供艾滋病筛查检测服务的疾病预防控制中心或者医疗机构都会对检测结果保密,检测结果仅通知本人,以最大限度地保护被检测者的隐私,只需要留下正确的联系方式即可。

如果艾滋病筛查检测结果阳性,需要进一步做确证检测,被检测者必须提供真实的个人证件和资料,比如:身份证、现住址、联系方式等,不愿意提供就不能进行进一步的确证检测。感染者不必担心患病会被别人知道,感染者的个人隐私受法律保护。

第四章 认识艾滋病的传播途径

30. 艾滋病的传播途径有哪些

艾滋病的传播途径主要有三大类，分别是血液传播、性接触传播和母婴传播。没有证据证明，艾滋病可以通过以上3条途径以外的其他途径传播。

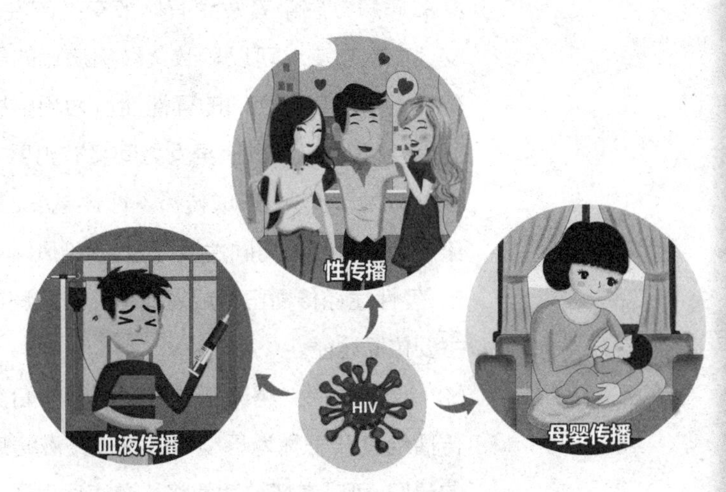

艾滋病的传播途径有哪些?

（1）经血液传播。通过输入含有艾滋病病毒的血液或血液制品或由于含有艾滋病病毒的血液污染相关器械可造成艾滋病的传播。主要形式包括与他人共用受艾滋病病毒污染的注射器进行注射吸毒、输入带有艾滋病病毒的血液或血液制品、使用被艾滋病病毒污染但未经严格消毒的采血设备或医疗器械、移植被艾滋病病毒污染的组织等都可能导致传播。被艾滋病病毒污染的针头或其他尖锐物体刺破了皮肤，破损的皮肤、伤口或黏膜接触了艾滋病病毒感染者的血液或体液，与艾滋病病毒感染者共用剃须刀、牙刷也有一定的感染艾滋病风险。

（2）经性接触传播。在没有保护措施的情况下，与艾滋病病毒感染者发生有体液交换的性交（阴道交、肛交、口交），可以导致艾滋病病毒的经性接触传播。包括男女之间的异性性行为和男男之间的同性性行为，以及既有男女之间又有男男之间的双性性行为，均可以造成传播。性伴越多，艾滋病感染风险越大。男男同性性行为，感染风险更高。目前，经性途径传播已经成为我国艾滋病病毒感染最主要传播途径。

（3）母婴传播。感染了艾滋病病毒的妇女将病毒传播给其孩子称为母婴传播。被艾滋病病毒感染的孕妇，可以在怀孕期间将艾滋病病毒通过胎盘传给胎儿；也可以在分娩过程中，新生儿受到母亲血液或阴道分泌物的污染而感染。还可以在婴儿出生后通过乳液经哺乳感染。

31. 人人都可能得艾滋病吗

是的。

人无论种族、性别、年龄等对艾滋病病毒普遍易感。感染艾滋病病毒后，人可以产生一定的免疫力，但这种免疫力不能将艾滋病病毒清除，只要艾滋病病毒进入人体内，就可能成为艾滋病病毒感染者。并且，当前经性途径传播已经成为我国艾滋病病毒感染的最主要传播途径，而性活动是人类最基本的活动之一。

所以，人人都需要了解艾滋病的基本防护知识，保护自己、保护他人。

32. 哪些人容易得艾滋病

从艾滋病病毒的传播途径可以知道，如果发生了容易感染艾滋病病毒危险行为，就容易得艾滋病。常见的容易感染艾滋病人群主要有：

（1）静脉注射毒品者。因为静脉注射吸毒者常常共用针具吸毒，与感染了艾滋病病毒的吸毒者一起共用针具吸毒，就很易感染艾滋病病毒。

（2）暗娼。由于文化程度偏低，对艾滋病认知不够，自我防护意识差，为了金钱，在与客人发生性行为时不用安全套，使得感染艾滋病的风险大大增加。如果是已经感染了艾滋病病毒的暗娼，也会通过卖淫行为，将艾滋病病毒传播给嫖客。

（3）男男同性恋者。这是我国目前感染率较高的人群之一。这个人群中，青少年居多，因为处于青春期，对各种事物的好奇，再加上现在网络的发达，容易受到诱惑，发生男男同性性行为，容易感染艾滋病。

（4）多性伴人群。有些人没有固定的性伴，频繁更换性伴或者同时交往多个性伴，特别是目前通过网络“约炮”、与不认识的人发生“一夜情”等行为的人群，因为不了解对方艾滋病感染情况，和对方发生性行为又不使用安全套，造成艾滋病感染、传播。

（5）性病病人。由于人体感染性病以后，在生殖器部位常有炎症或糜烂、溃疡，破坏了黏膜屏障的完整性，为艾滋病病毒提供了入侵门户，使其很容易进入人体并迅速蔓延。

（6）感染艾滋病病毒孕妇孕育的子女。感染艾滋病的孕妇可通过胎盘将艾滋病病毒直接传染给胎儿，也可通过产道和产后哺乳感染新生儿。

（7）艾滋病病毒感染者的配偶或者性伙伴。艾滋病病毒感染者通过和配偶或者性伙伴发生不戴安全套的性行为，就很可能将艾滋病病毒传染给配偶或性伴，造成艾滋病的传播和蔓延。由于艾滋病潜伏期长，人体感染艾滋病病毒以后很长时间是没有任何症状，也不知道自己的感染状况，造成传播的风险很大。

（8）接受输血及其他血制品的人。因为艾滋病病毒存在检测的窗口期问题，绝对避免因为接受输血或血制品感染艾滋病还做不到。但是，随着全国各血站对血液艾滋病病毒检测措施及力度的加大，每年通过输血和其他血制品感染艾滋病的病例极为少见，几乎为零。

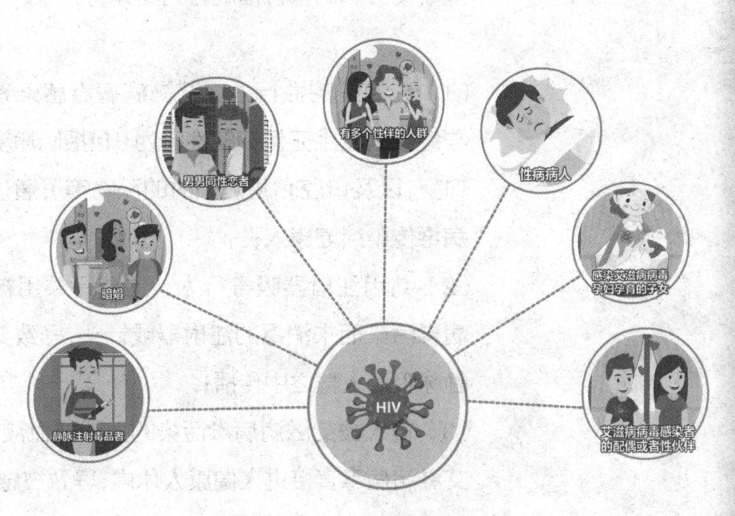

哪些人容易得艾滋病?

33. 什么样的行为有可能造成艾滋病传播

一般来说，发生引起艾滋病病毒感染的行为才可能造成艾滋病传播，俗称有传播风险的行为。无保护的性行为、共用注射器吸毒行为可以传播艾滋病病毒，蚊虫叮咬、理发、接吻等行为一般不会传播艾滋病病毒。

造成艾滋病病毒传播的行为具体有：

（1）无保护的性行为。艾滋病病毒感染者和病人与健康人发生无保护的性行为（包括阴道交、肛交、口交，以及口腔黏膜破损时的深吻等），通过体液将病毒传染给健康人；
（2）共用注射器吸毒行为。主要是共用被艾滋病病毒污染而未消毒的注射器或针头，导致艾滋病在静脉吸毒人群之中传播；
（3）输入被艾滋病病毒污染的血液或血液制品，使艾滋病病毒直接进入健康人体内，导致被感染；
（4）患有艾滋病或携带有艾滋病病毒的孕妇，通过胎盘将艾滋病病毒直接传染给胎儿，通过产道和产后哺乳感染新生儿；

其他有可能传播艾滋病病毒的行为有：

（1）使用被艾滋病病毒污染的器官做移植手术，使用艾滋病病毒感染者的精液作为供体进行人工授精，使用被艾滋病病毒污染的手术器械进行手术，也包括拔牙、文身、针灸过程中使用的针具、器械，抽血的针头、抽血垫等。在正规的医院开展上述活动时，有规范的消毒过程，一般不会发生艾滋病病毒的感染。

（2）日常生活中共用牙刷、剃须刀。刷牙时会经常有牙龈破损、剃须划破皮肤，出现出血。如果共用的人中有一个为艾滋病病毒感染者，就有可能传染给另一个人。

（3）与艾滋病病人密切接触的人员，如医务人员、警察、理发师、殡葬人员等在工作或执法过程中，如发生皮肤破损时，不慎接触艾滋病病毒或艾滋病病毒感染者的血液。

造成传播艾滋病情形
性接触传播
共用注射器吸毒/
输入被污染的血液
血液
母婴传播

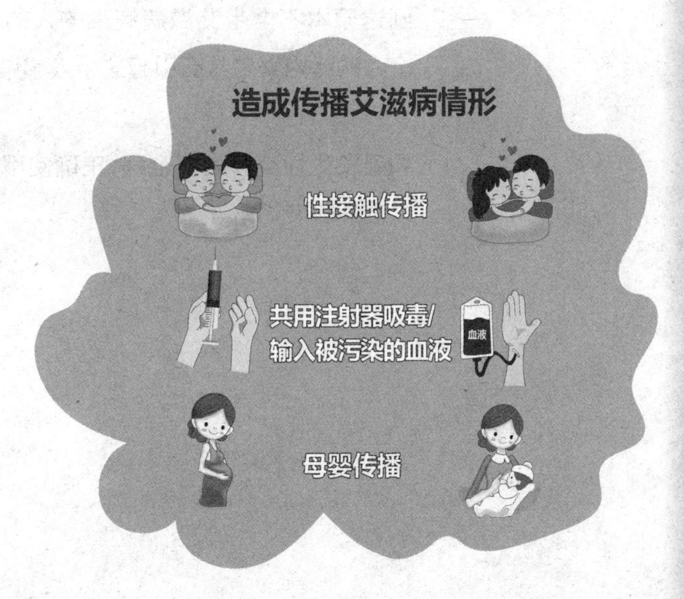

34. 只要有性行为就可能得艾滋病吗

可能。

但不是说有性行为就会传染艾滋病。如果发生性行为的两个人都不携带艾滋病病毒,那么发生性行为就不会导致任何一方得艾滋病。

如果发生性行为的一方为艾滋病病毒感染者,发生不使用安全套的阴道性交或肛交性行为,另一方感染艾滋病的风险就很大。性生活传染艾滋病病毒的过程是这样的,携带艾滋病病毒的一方在性生活时,因精液或阴道分泌物中含有艾滋病病毒,它们可以通过性器官的微小破损而进入血液,到达原本不携带艾滋病病毒的人的血液中,在这个人的体内繁殖从而引起这个人感染艾滋病。

如果发生性交行为时全程、正确使用了安全套,可以避免感染艾滋病。

35. 男男同性性行为感染风险更大吗

是的。

男男同性性行为者通常采用肛交的方式，这大大加剧了男男同性性行为者感染艾滋病的风险。由于直肠内的碱性环境很适宜病毒的生存繁殖，而且肛肠的黏膜薄而娇嫩，其下有丰富的毛细血管，发生性行为时极易引起破损出血，使艾滋病病毒从肛门或直肠的破损处侵入，直接进入血液，从而导致感染发生。因此，男男同性性行为感染艾滋病风险大，尤其是发生不使用安全套的肛交行为。

在男男同性不同的性行为（肛交、口交）方式中，肛交性行为具有最大的传染危险，而且被动肛交一方的感染风险大于主动肛交一方。发生口交时传染艾滋病的情况还是比较少的，一般口交行为不会感染艾滋病，但是，如果口交一方是艾滋病病毒感染者且口腔有溃疡出血，被口交一方可能会感染艾滋病病毒。另外，男男同性性行为的人往往不愿意使用安全套，即使使用安全套，在性交过程中发生安全套脱落或破裂的可能性较大，不能完全避免艾滋病病毒的感染。

36. 男女之间发生无保护性行为，男女之间传播的几率一样吗

男女之间发生的无保护性行为，男女之间传播的几率不是对等的，男传女的几率大于女传男的几率。

由于男性和女性性器官的差别，女性在性行为中更容易受伤，发生皮肤或黏膜破损。而一旦有伤口（哪怕很小，不被觉察）就容易发生体液交换，从而造成感染。实际生活中，假如有生殖器溃疡、破损等情况，又不使用安全套进行阴道性交，艾滋病感染几率就会加大。由于女性生理结构比男性更易感染艾滋病，如果女方有妇科炎症、宫颈糜烂、月经期等都会大大增加女性感染艾滋病的几率。男女之间发生无保护的性行为时，男女之间传播的几率不是对等的，男传女的几率大于女传男的几率，这是由于男女生殖系统不同特征决定的。

37. 为什么静脉注射吸毒者容易得艾滋病

海洛因等传统毒品吸毒者常常共用针头和注射器进行静脉注射毒品，注射时血液会进入针头和注射器，如果其中有一个人感染了艾滋病病毒，其血液内含有的病毒就会通过共用的针头或注射器，进入到另一个人的血液中，从而导致其他吸毒者感染艾滋病。

同时，因为吸毒者吸毒后经常发生群交、乱交等高危性行为，以及有很多的女性吸毒成瘾者，常常为了吸毒，靠卖淫换取毒资购买毒品，使吸毒者除本身可因注射吸毒本身造成艾滋病病毒感染外，还促进了经性途径的传播。吸毒者中大量存在的这种毒、性交织现象，导致艾滋病在吸毒人群中流行，并向其他人群传播。

此外，各种毒品可直接损害和削弱吸毒者的免疫机能，使机体对细菌、病毒等致病微生物的易感性增加，容易感染艾滋病。

38. 使用新型毒品时不用注射器，也会传染艾滋病吗

是的。这是因为他（她）们吸食新型毒品后，容易发生无保护性行为，通过性途径感染艾滋病。

新型毒品是相对传统毒品而言，主要指人工化学合成的致幻剂、兴奋剂类毒品，多采用口服或鼻吸式，在我国主要从 20 世纪末、21 世纪初开始在歌舞娱乐场所中流行。常见新型毒品有以中枢兴奋作用为主（如冰毒）、致幻剂（如 K 粉）、兼具兴奋和致幻作用（如摇头丸）及中枢抑制作用为主共 4 大类。兴奋和致幻类新型毒品会导致用药者的时间概念和认知出现混乱，表现出超乎寻常的活跃，不知疲劳，同时在幻觉作用下，人的行为失控，常常引发集体淫乱、自残与攻击行为。中枢抑制类药品使受害者在药物作用下无能力反抗或者昏迷而被强奸。无论哪种作用的新型毒品，吸食后发生不安全性行为的可能性均大大增加，导致艾滋病的感染风险也大大增加。

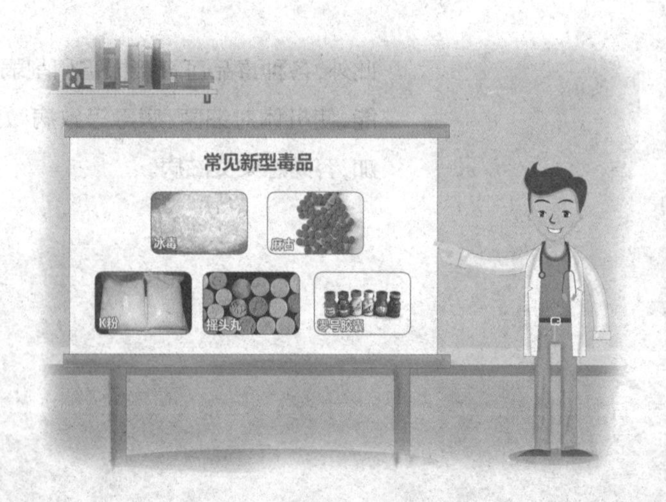

39. 被艾滋病患者抓伤或者咬伤会感染艾滋病吗

被艾滋病患者抓伤不会感染艾滋病。因为手上没有艾滋病病毒，不能造成传播。

被艾滋病患者咬伤一般也不会感染艾滋病。因为唾液中艾滋病病毒含量很少，不足以造成传播。但如果口腔有溃疡或破损、出血的情况下，有可能造成被咬者感染艾滋病，但风险较低。

40. 什么样的日常接触不会传播艾滋病

日常生活接触不会感染艾滋病病毒。以下这些行为，都不会传播艾滋病：

（1）与艾滋病病毒感染者握手、拥抱、抚摸、礼节性接吻（干的接吻又无口腔黏膜的破损，不会感染艾滋病）。这些行为不存在皮肤或黏膜损伤，以及体液的交换，不会发生传播。

（2）与艾滋病病毒感染者一起吃饭、喝饮料以及共用碗筷、杯子。即便有艾滋病病毒进入体内，也会很快被消化系统中的各种消化液杀死，不会通过消化系统进入血液循环系统。

（3）与艾滋病病毒感染者一起居住、上同一所学校，日常一起生活、学习、娱乐、体育运动，共用公共设施，如马桶、游泳池、公共浴池、电话机、公共汽车。共用生活用具（如门把手）、办公用品和劳动工具。即便这些公共设施、公共用具上残留了艾滋病病毒，也会因为病毒含量少，以及温度和干燥等环境很快死亡，不会引起传播。

（4）住在同一个寝室的艾滋病病毒感染者打喷嚏、咳嗽、流泪、出汗。艾滋病病毒不会通过飞沫传播，泪液、汗液中也没有导致传播的艾滋病病毒，不会造成传播。

（5）与艾滋病病毒感染者被同一只蚊子、苍蝇、蟑螂等昆虫叮咬。昆虫叮咬后口器内残留的血液中艾滋病病毒含量极低，不足以感染被叮咬的下一个人。

（6）孩子的同学是艾滋病病毒感染者，即便打架有出血，只要不是双方都同时发生了出血并且有伤口的接触，也不会传播艾滋病。

日常接触（生活接触、工作接触）不会传播艾滋病

1. 握手、拥抱、抚摸、礼节性接吻
2. 吃饭、喝饮料以及共用碗筷、杯子
3. 一起使用公共设施，如马桶、游泳池、公共浴池、电话机、公共汽车
4. 住在同一个寝室的艾滋病病毒感染者打喷嚏、咳嗽、流泪、出汗
5. 与艾滋病病毒感染者被同一只蚊子、苍蝇、蟑螂等昆虫叮咬
6. 孩子的同学是艾滋病病毒感染者，即便打架有出血，只要不是双方都同时发生了出血并且有伤口的接触，也不会传播艾滋病

预防篇

第五章 预防经性途径传播艾滋病

41. 如何预防经性途径传播艾滋病

有效预防艾滋病经性途径传播的根本措施是采取安全性行为。安全性行为是指在性行为过程中避免接触他人的阴道分泌物、精液、血液等，防止发生体液交换的行为。预防艾滋病经性途径传播有 ABC 原则：

A. 禁欲（Abstinence）。不发生性行为，也就没有了艾滋病的经性途径传播。所以青春期的少男少女要尽量避免过早发生性行为、婚前性行为。

B. 忠诚（Be faithful）。忠诚是指只与一个性伴发生性行为，忠于配偶，保持单一性伴侣（配偶）。当然，前提是双方均未感染艾滋病，也不存在感染艾滋病的其他风险，比如有吸毒的行为等。避免婚外性行为、多性伴行为，洁身自爱、遵守性道德是预防艾滋病经性途径传播的根本措施。

C. 坚持全程正确使用安全套（Condom）。如果做不到禁欲、忠于单一的性伴侣，那么最有效的预防措施就是在发生性行为时坚持、全程、正确使用安全套。如果肛交，每次都要使用有水性润滑剂的安全套。安全套是预防艾滋病经性传播的有效方式，男性射精后可以将精液留在套内，从而使病毒无法

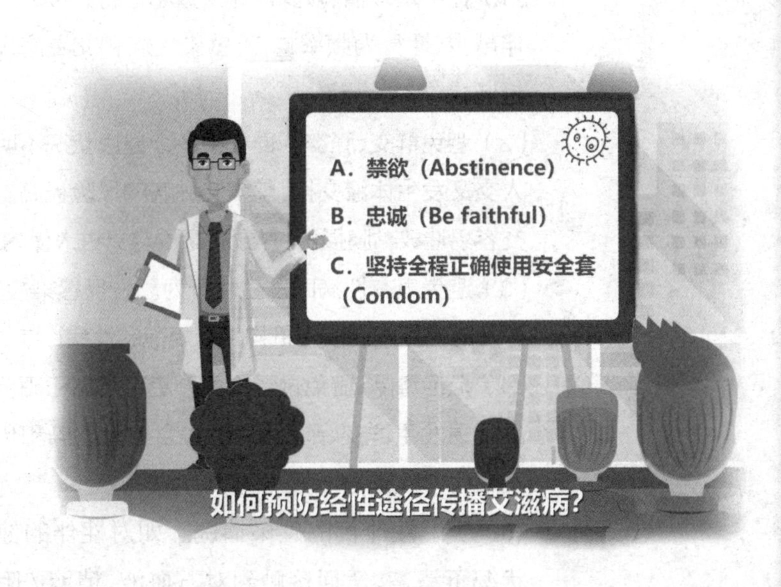

接触对方的皮肤黏膜，可以隔绝双方体液的交换，从而避免感染。坚持是指每次发生性行为都要使用安全套。全程是指在性器官插入之前就开始使用，直至结束。坚持全程正确使用安全套对经性途径传播艾滋病病毒的阻断率可以达到100%。

42. 哪些行为可以降低通过性行为传播艾滋病的风险

除使用安全套外，在性行为中减少发生感染艾滋病风险的行为还包括：

（1）杜绝婚外情、减少性伴人数和性行为频率。性伴越少、性行为频率越低，感染性病和艾滋病风险越低。

（2）避免群交、肛交。群交中多个健康状况不明的人交叉发生体液交换，感染艾滋病的风险极高。肛交容易造成黏膜损伤，导致病毒更容易进入体内。

（3）避免患有性病时发生性行为。一旦感染性病，要及时去正规的医疗机构接受规范的性病诊疗。

（4）拒绝毒品、避免过量饮酒。使用毒品和酒精制品后易发生群交、乱交等行为，会加大感染和传播艾滋病的风险。

（5）了解性伴侣的感染情况。如对性伴的健康状况不清楚，任何接触到对方血液、精液/阴道分泌物的行为都可能是危险的。在发生性行为前，应尽量了解对方的感染状况，以便采取相应的措施。

（6）进行暴露前后预防。对于经常发生高危性行为的人来讲，有必要采取暴露前预防措施降低感染艾滋病的风险，暴露前预防药物必须在没有感染艾滋病病毒的情况下，提前一周开始服用。没有接受暴露前预防的人，一旦发生高危性行为要及时进行暴露后预防，暴露后预防药物需要在高危行为后越早服用效果越好，最晚不得超过 72 小时。经过科学试验证实，暴露前、暴露后预防可以大大降低感染艾滋病的风险，这已经成为一项重要的预防措施。

安全套
降低经性途径传播艾滋病风险的最有效措施

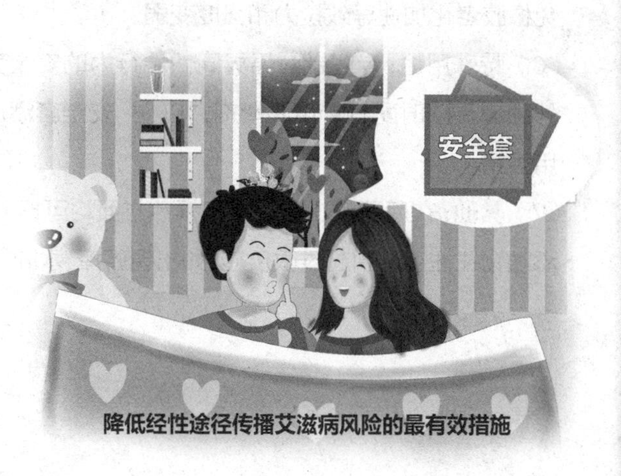

43. 如何选择安全套

选择安全套需要考虑的因素包括:

（1）包装:应注明产品名称、规格、注册商标、厂名、数量、生产日期、使用说明。尤其要注意保证使用日期在保质期内。包装上注明的项目不全、内外包装颜色不统一、印刷不清晰、颜色不正、包装质地粗糙、内包装封口不严、过期、套子颜色发黄、变脆等都属于伪劣产品。

（2）质量:国内产品应符合 GB7544;进口产品应符合国际 ISO4047。

（3）品质:优质安全套呈现乳白色或略带淡黄（有色安全套除外),质地均匀,有较强的弹性和柔软性,有超强的韧性和延展性,可承受长时间的强韧爆发与摩擦,触感清爽,不黏不腻,有较好的湿润性,无变脆、变黄,在拉伸回弹后无变形。

（4）规格:一般按开口部直径大小可分为大、中、小、特小四种型号,具体根据使用者实际情况加以选择。

（5）储存:安全套不应接触高热、强光照射及接触油类润滑剂,以避免橡胶老化加速导致拉力和强度变弱。

（6）特殊用途:专门针对男男同性性行为的安全套会提高产品的拉伸强度且同时配有专用润滑剂;“口交”安全套添加了不同香型的食用香精。

（7）其他:在厚薄、纹路、香味和颜色方面均可根据个人喜好选择,但添加物往往容易引起过敏反应,如出现瘙痒、水肿等要及时停用。

44. 如何正确使用安全套

安全套分为男用和女用两种。男用安全套使用方法如下：

（1）每次性行为前，用一个新的、在保质期内的安全套；

（2）小心撕开独立密封的包装袋，避免用剪刀一类的利器导致安全套破损；

（3）区分好正反面，用手指捏住安全套前端，把空气挤出，再套在勃起的阴茎顶端；

（4）保留安全套前端的空间，为储存精液预留空间；

（5）将安全套自上而下展开，在性交开始前套住整个阴茎，直至根部；必须在性交开始前，勃起后戴上；

（6）如果需要，应选用水质润滑剂，不可用油性润滑剂，以免安全套破损；

（7）射精后，趁阴茎仍然勃起，应紧握着安全套开口端边缘，在阴茎疲软前退出阴道，摘掉安全套时要避免精液流出；

（8）将安全套打结防止精液外流，用卫生纸包好后丢弃，洗手。

（9）一个安全套只能使用一次，不可重复使用。

女用安全套使用方法如下：

（1）每次性行为前，用一个新的、在保质期内的安全套；

（2）小心撕开独立密封的包装袋，避免用剪刀一类的利器导致安全套破损；

（3）必须在性交开始前，佩戴者双腿分开坐，内置的弹性内环应该在护套开口的一端；

（4）用拇指、食指和中指挤着内环的下半部，这样便能紧抓并且收窄内环，将其顺利放入阴道内；

（5）挤压着的内环尽量推往阴道深处，外环和护套的少部分还会露于阴道外，属于正常现象，无须担心。

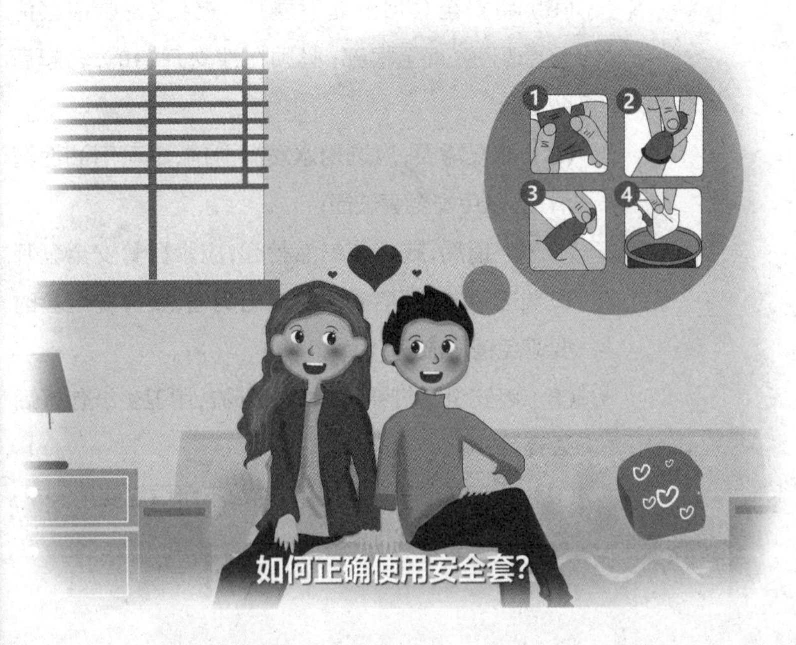

45. 使用 2 个安全套,更安全吗

不是。

有些人担心在性行为过程中因为安全套质量等原因破裂,或者一个安全套容易渗漏,从而感染艾滋病性病或导致意外怀孕,为了保险起见,便同时带 2 个安全套,认为多戴一个安全套就能多一层保护。事实上,由于两个安全套之间会相互摩擦,增加了安全套破裂的几率,且两个安全套更易出现滑脱,反而失去保护作用。

目前市场上流通的和各个机构免费发放的安全套都是由正规厂家生产的,质量可靠,正常使用不会出现破裂的情况,因此坚持正确佩戴一个安全套比同时戴两个更安全。

46. 性行为过程中安全套滑脱或破损怎么办

在性行为过程中有时会出现安全套滑脱的情况，增加了艾滋病性病传播和意外怀孕的风险。

安全套滑脱的常见原因有如下几个：一是安全套尺寸不合适，尤其是使用了过大的安全套；二是在射精后没有及时将阴茎和安全套一起抽出，阴茎软缩后导致安全套脱落；三是安全套正反面带错了，里面的戴到外面；四是安全套抽出的时候没有捏紧套口，精液本身润滑作用导致脱落。

如果发生安全套滑脱或破损，建议立即对本次性行为的危险程度进行评估，如果确定有感染艾滋病的风险可以考虑服用暴露后预防药物，同时为避免怀孕建议女方及时服用紧急避孕药物。

47. 为什么有人使用安全套后，仍然感染了艾滋病

坚持全程、正确使用安全套是阻断艾滋病传播的重要手段，也是最经济最有效的方式，可以有效降低艾滋病的感染几率。但并不代表只要戴了安全套就一定会避免感染艾滋病。需要注意，以下情况可能造成安全套的防护失败：

（1）不能做到每次性行为中都正确佩戴安全套。

（2）性行为过程中没能做到全程佩戴，比如仅在射精阶段佩戴安全套。

（3）安全套的质量不过关或者超过有效期老化发生破损。

（4）安全套的大小、型号不合适，性行为过程中发生滑脱或精液溢出。

48. 夫妻中一方感染了艾滋病，另一方如何预防

首先，已经感染了艾滋病的一方要尽早接受抗病毒治疗，并让阴性一方定期进行艾滋病检测。通过抗病毒治疗降低艾滋病患者体内的病毒含量，当降低到病毒检测不到时，基本不具有传染性。

其次，如果不准备怀孕，建议在发生性行为时全程、正确使用安全套。病毒检测不到是由于在抗病毒药物的作用下，血液中的病毒量很少，这只能说明传染性比较小，且有些艾滋病患者的病毒量会发生变化和反弹，检测的结果不能完全代表发生性行为时病毒量的真实情况。另外，由于艾滋病病毒存在多种不同种类的毒株，因此艾滋病病毒感染者本身可能会进一步感染其他种类的毒株，从而加重病情和增加耐药等风险；还有，艾滋病病毒感染者往往免疫功能受损，更容易感染性病等其他疾病，采取保护措施可以减少其他疾病的发生。

第三，如果准备怀孕，阳性一方经过长期、规范的抗病毒治疗，体内的艾滋病病毒能够保持在检测不到的水平，可以不用安全套。

第四，日常生活中，要注意避免接触阳性一方的血液、体液。一旦接触，在没有伤口的情况下，注意用肥皂和流动水清洗接触的皮肤，如果有溅入眼睛要用生理盐水冲洗。如果有伤口，要尽快挤出污染的血液，再用肥皂和流动水清洗、酒精消毒后包扎伤口，并尽快咨询医生评估感染风险，必要时采取暴露后预防措施。

49. 青少年如何降低感染艾滋病的风险

青少年处于性活跃期，有性需求很正常，但不等于要发生性行为。性行为可以带来愉悦，但也可能导致不利于健康和社会的后果。

要认识到性是会带来后果的行为。既可以是法律意义上的后果，也可以是处理不当造成情感伤害，保护措施不当可能意外怀孕，少女人工流产可能引发感染、不孕等并发症。无保护性行为还可能染上性病和艾滋病。在决定发生性行为前，青少年一定要充分了解和考虑性行为的风险，做好承担性行为后果的准备，不仅要为自己的行为负责，也要为自己对他人所造成的影响负责。

要提升自我保护技能，还要学会拒绝。在违背自己意愿的情况下，勇于说不，对性行为和吸毒说不。要学会抵制诱惑，不因小恩小惠，就一时失足，造成终身遗憾。在发生性行为前，双方要充分沟通，拒绝非自愿或无保护性行为，坚持使用安全套并采取避孕措施，不能为了表达忠诚和爱意而放弃立场，要明白使用安全套对双方都是一种保护；要杜绝在没有准备好的时候发生性行为，杜绝无保护措施的性行为，减少性伴侣的数量，避免发生意外怀孕和感染性传播疾病。要认识毒品，特别是新型毒品，日常生活中要远离毒品，在娱乐场所中防范误饮掺有毒品的饮料。

50. 为什么说新型毒品促进了艾滋病经性途径传播

新型毒品的兴奋剂和致幻剂很容易激发性欲，加上价格更低廉，服用更方便，被广泛使用，尤其是在群体性娱乐场所的年轻人群中使用。这种群体性滥用后除容易发生暴力事件外，性乱和不安全性行为会很大程度上促进性病和艾滋病的传播速度，传播几率成倍上升。

目前，制毒者把目标消费群体瞄准了生理和心理都还没有完全成熟的青少年，进一步加大了对他们的毒害，已经成为青少年健康的杀手。一些不法分子还经常在酒吧、舞厅等娱乐场所将 K 粉和冰毒、摇头丸混合一起兜售，或者将这些新型毒品伪装成饮料引诱新人上钩。这些新型毒品具有兴奋和致幻的双重作用，导致毒品之间相互作用产生的毒性较毒品单独使用要严重得多。

有些吸食新型毒品者既有固定性伴侣、临时性伴侣又有商业性伴侣，促进了艾滋病由高危人群向一般人群的传播，这些人成为各种性病和艾滋病病毒感染传播的高危人群和重要传染源。

因此,在日常生活中,要勇于向毒品说"不"。特别是青少年,好奇心强,到酒吧、舞厅等娱乐场所的可能性高,在生活、学习、工作重重压力之下,有人推荐可以消除心情不快的药片时往往难以拒绝。尤其是当这些新型毒品被融入饮料或伪装为某种饮料时,更是难以辨别。年轻人要学会拒绝尝试,也不要存侥幸心理。即使只尝试一次,带来的也是灾难性后果。

一定要远离毒品、拒绝毒品!

51. 为什么说过量饮酒会促进艾滋病经性途径传播

过量饮酒一方面会导致对行为的控制能力降低，从而发生一些不安全性行为。另一方面，喝酒还能增加勇气，也就是人们常说的酒壮熊人胆，喝酒者可能发生暴力攻击事件，比如出现酒后乱性甚至强暴，导致性病和艾滋病的传播。

过量饮酒还可以出现意识不清，因为无力保护自己而遭到伤害。特别是有些新型毒品与酒精联合作用可进一步增加不安全性行为的风险，如网上频频曝出有人专门在酒吧门口“捡尸”，通常就是因为氟硝安定等与酒精合并滥用后使受害者在药物作用下无能力反抗而被强奸。

饮酒还会削弱人体的免疫系统，导致更容易感染包括艾滋病在内的多种疾病。

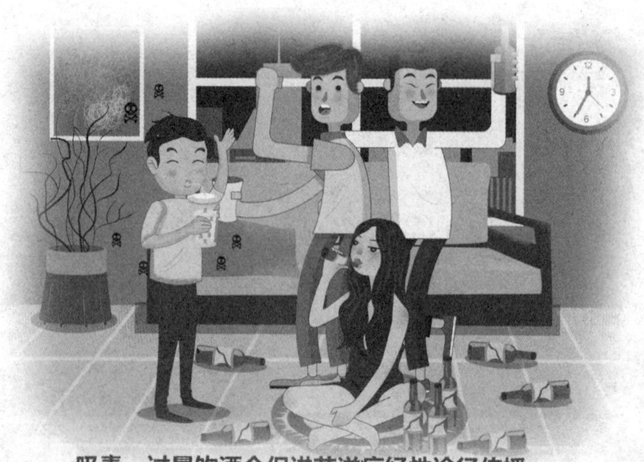

吸毒、过量饮酒会促进艾滋病经性途径传播

52. 发生高危性行为后怎么办

高危性行为是指容易引起性病和艾滋病病毒感染的性行为，更通俗地讲就是指与别人发生体液（包括精液和阴道分泌物）交换而容易感染性病和艾滋病的行为。与不了解其艾滋病感染状况的人发生了性行为又没有使用安全套，或者与多个性伙伴发生了性行为都是高危性行为。

发生了高危性行为后，要及时到疾病预防控制机构的自愿咨询检测门诊、医院的皮肤性病科或感染科等专业部门接受艾滋病相关咨询，请专业人员对性行为的危险程度进行评估，根据需要采取暴露后预防等措施，并进行艾滋病检测。也可以通过拨打公共卫生咨询电话“12320”、当地疾病预防控制中心艾滋病咨询电话等进行咨询。

发生高危性行为后，无论是否已经确诊感染艾滋病病毒，都要注意避免再次发生高危性行为。特别是已经确诊为艾滋病病毒感染的人，更要注意避免发生高危性行为，一方面可以避免自己感染性病，或将艾滋病病毒传染给他人；另一方面也避免自身感染不同种类艾滋病病毒毒株，给后期抗病毒治疗带来困难。

53. 什么是暴露前预防

暴露前预防是一种当人面临很高的艾滋病病毒感染风险时，通过服用抗艾滋病病毒药物来预防艾滋病感染的手段。

暴露前预防用药，需要在高危行为发生前 1 周开始服用，一天一片。在长期坚持服药的前提下，发生高危性行为时，可以大幅降低感染艾滋病的风险，有效性在 90% 以上。

暴露前预防适合性伴侣已感染艾滋病病毒的人群、男男同性行为人群、经常忘记或不愿佩戴安全套的人群、静脉吸毒者，以及容易酒后发生性行为人群等。目前美国食品药品监督管理局批准的艾滋病暴露前预防性服药的首选药物是特鲁瓦达，英文名 Truvada，是由替诺福纬和恩曲他滨两种抗病毒药物制成的合剂。需要提醒注意的是，暴露前预防用药：

（1）需要长期每天坚持服药；

（2）药费昂贵且需要自费；

（3）保护率并不是 100%；

（4）不能有效预防其他性传播疾病以及意外怀孕等；

（5）在服药期间，服药者每 3 个月要检测艾滋病病毒和肾功能，如果服用其他药物需要提前告知医生。

（6）约 10% 的人会出现腹痛、头痛、呕吐、厌食等副作用，但大多会在用药 1 个月后消失。

（7）在服用暴露前预防药物的同时，仍然建议全程正确佩戴安全套。

54. 什么是暴露后预防

暴露后预防即在发生高危行为后，尽早地使用抗艾滋病病毒药物来预防艾滋病病毒感染。

暴露后预防应尽可能在暴露后最短的时间内进行，在暴露后两小时内服用暴露后预防药物预防效果最好，至少不晚于暴露后 72 小时使用药物，并随后继续连续服药 28 天。暴露后超过 72 小时未服用暴露后预防药物则不再推荐服用。

根据目前的研究结果显示，如果在暴露后按规定及时、全程服用暴露后预防药物，艾滋病病毒的阻断成功率可以达到 99% 以上。由于暴露后预防不能 100% 预防感染艾滋病病毒，且抗病毒药物有一定副作用，因此不适合反复暴露的情况下反复使用。也就是说暴露后预防不能作为一种常规预防艾滋病病毒感染的方法。需要注意的是，暴露后预防不能预防性病感染。

55. 在哪里可以买到暴露前、后预防用药

暴露前、暴露后预防药物属于处方药，想要使用的人需要到定点医疗机构（可以咨询当地疾病预防控制中心或者网上检索相关信息）接受相关的咨询和危险度评估，同时结合相关的检查后制定具体的服药方案。

在咨询、检查完毕后，可以在定点医疗机构或者到药房购买药物。

第六章 预防经血液途径传播艾滋病

56. 如何预防经血液途径传播艾滋病

预防艾滋病经血液途径传播：

一是要远离毒品，做到不吸毒。如果已经吸毒成瘾，尽量不用注射的方式吸毒，即便注射吸毒也不要与他人共用注射器。通过共用被污染的注射器注射吸毒造成感染是经血液传播艾滋病的主要形式。

二是涉及到必须使用血液或血制品，或接受器官移植时 要使用经过艾滋病检测的血液或血制品、器官。在加强采供血管理和血液筛查后，经输入血液感染艾滋病的情况已经得到有效控制，输入血液制品感染艾滋病的可能性已极小。

三是要到正规机构进行拔牙、美容、文身等。不到消毒不严格的牙科诊所、游医、美容院等机构，避免使用未经消毒或者消毒不严格的侵入性医疗器械。

四是不与他人共用牙刷、剃须刀等可能损伤皮肤导致出血的生活用品。

五是如果自己身体有皮肤破损出血时，注意先压迫止血，不出血后要及时消毒、包扎伤口，避免接触其他人的血液。如果与其他人的血液有接触，及时到医院进行咨询，必要时进行艾滋病检测和相应处置。

毒品
血液
非正规门诊
如何预防经血液途径传播艾滋病?

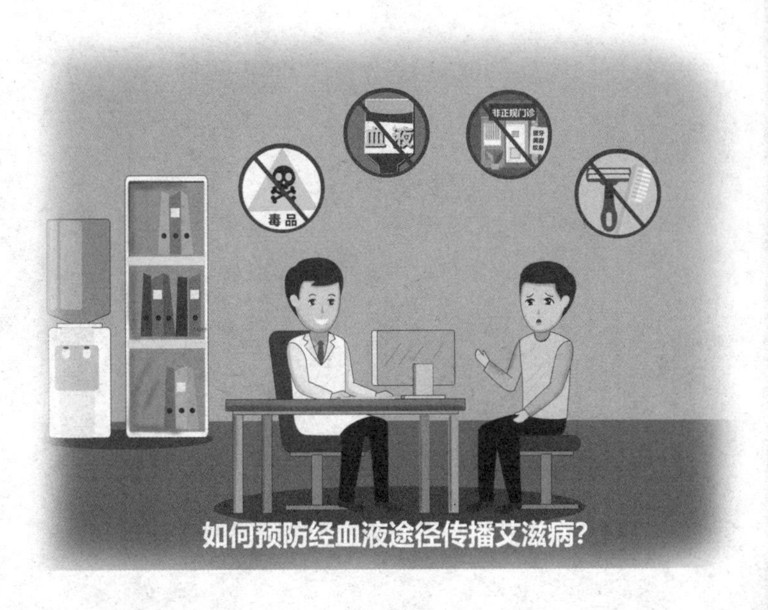

57. 我不幸注射吸毒上瘾了,又不想感染艾滋病,怎么办

首先,吸毒者本人必须下定决心立即自愿戒毒,接受必要的治疗和康复措施,尽快到正规戒毒机构去戒毒。对于海洛因吸毒成瘾者,还可以自愿去美沙酮维持治疗门诊接受治疗。

通过较长时期戒毒治疗或长期服用美沙酮口服液来治疗吸毒者的海洛因成瘾,同时配合心理治疗、行为干预等综合措施,降低成瘾者对海洛因的渴求感,减少海洛因的用量和用药频度,减少毒品交易,降低毒品危害及感染艾滋病的风险。

58. 什么是美沙酮维持治疗

随着神经生物学研究的不断深入，吸毒已被证明是一种极易复发的慢性脑疾病。因此，像大多数慢性疾病（如糖尿病、高血压）一样，吸毒也需要采取长期的药物维持治疗。

美沙酮维持治疗是应用医疗上合法的、使用方便的、作用安全和有效的药物美沙酮，并通过治疗改变病人的高危险行为和恢复病人的各种功能的一种综合治疗方法。美沙酮是一种人工合成的麻醉药品，属于国家严格管制的麻醉药品之一，它需要长期服用，同时配合心理治疗、行为干预等综合措施。它不同于"脱毒治疗"，也不是传统意义上的"戒毒"，更不是"以小毒代大毒"，而是一种医学治疗方法，如同高血压和糖尿病等的治疗一样，需要长期或终身使用药物控制症状和维持治疗，最终使海洛因或其他阿片类物质成瘾者恢复其正常的生理及心理功能，让他们像正常人一样工作和生活。

59. 参加美沙酮维持治疗，效果好吗

对于一个已经海洛因或其他阿片类物质吸毒成瘾的人来讲，在门诊接受美沙酮维持治疗，是为其提供了一种方便、合法、安全和有效药物治疗手段。吸毒者不需要脱离社会，可以在正常工作、生活的情况下接受治疗。而且这种药品每天只需要服用一次就可以免遭戒断症状的干扰，降低对毒品的渴求，减少注射吸毒带来的感染艾滋病等血源性疾病的风险，减少可能发生的毒品交易和违法犯罪。成功率高，且痛苦少、花费低。

事实上，从 2004 年美沙酮门诊建立以来，很多参加美沙酮维持治疗的人，不仅远离了毒品，还逐步回到家庭、回归社会，恢复了正常生活。

60. 什么人可以参加美沙酮维持治疗

年龄在 18 周岁以上、有完全民事行为能力的阿片类物质成瘾者,或者 18 周岁以下的阿片类物质成瘾者在采取其他戒毒措施无效且经其监护人书面同意后,可以向当地维持治疗门诊提出申请参加美沙酮维持治疗。

其中患有精神病、哮喘病特别是过敏性哮喘病、各型肝炎急性期和/或活动期肺结核、既往有美沙酮过敏史和其他严重躯体疾病等美沙酮维持治疗禁忌证的人,暂不宜接受维持治疗。禁忌证治愈后,可以申请。

61. 如何参加美沙酮维持治疗

可以向当地美沙酮维持治疗门诊申请参加。如果不了解美沙酮维持治疗门诊，可以向当地疾病预防控制机构咨询。

参加维持治疗需要提供相关申请材料，需要提供的材料包括：

① 参加戒毒药物维持治疗个人申请表。
② 个人身份证复印件或户口本复印件，或居住证复印件。
③ 吸毒经历书面材料。
④ 相关医学检查报告。
⑤ 2 张 1 寸免冠照片等。

维持治疗机构接到申请人提交的合格资料后 5 个工作日内，会书面告知申请人是否可以参加治疗，并将审核结果报维持治疗机构所在地公安机关备案。

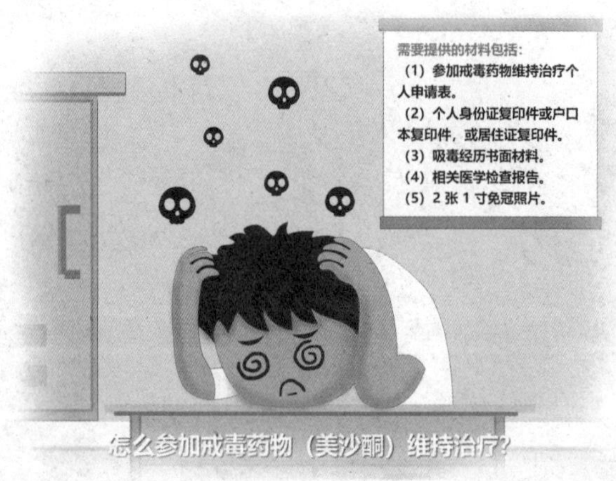

62. 参加美沙酮维持治疗，需要遵守什么规定

参加美沙酮维持治疗的吸毒成瘾者，应遵守相关法律法规、医疗制度和门诊规定，包括：

① 真实地向医生反映自己的毒品使用情况、躯体健康情况、合并用药情况、戒断症状及轻重程度等。

② 遵照医嘱坚持每天服药，在规定的时间内到门诊就诊，并在工作人员监督下服药。

③ 禁止偷吸毒品、禁止饮酒。因使用毒品或参与贩卖毒品而引发的一切问题由受治者本人承担。

④ 坚持参加门诊组织的各种活动。

⑤ 尊重门诊医生和工作人员，爱护门诊设施和卫生。

⑥ 自觉接受定期不定期的尿吗啡检测、自觉接受抽血检测。

⑦ 禁止以任何方法和形式将美沙酮带出门诊，一旦发现立即取消治疗资格，并移交公安部门处理。

⑧ 严格遵守国家法律法规，若有违法犯罪行为立即取消治疗资格。

63. 参加美沙酮维持治疗，日常生活中需要注意什么

参加美沙酮维持治疗后，要注意：

① 坚持每日服用合适剂量的美沙酮。

② 当出现疾病和疼痛，及身体上任何不适，要主动寻求医生帮助，及时治疗。

③ 脱离以前的毒友，建立新的无毒朋友圈。

④ 养成新的健康生活方式和习惯，逐渐培养新的爱好。

⑤ 学会在喜怒哀乐中不饮酒不用毒品来解决问题，学会应对问题的新技巧和新办法。

64. 我在参加美沙酮维持治疗，要外出打工怎么办

参加美沙酮维持治疗的人，可以向原维持治疗门诊报告，由原维持治疗门诊负责转介，以便继续在异地接受维持治疗服务。接收门诊会按规定及时为转诊病人提供尿检、艾滋病 / 丙肝 / 梅毒检测，鼓励病人积极参加转诊门诊组织的综合干预活动。

65. 我国如何控制采血、供血过程免受艾滋病病毒污染，以保障输血的安全

20 世纪 90 年代中期，在没有实行全自动机器采集的情况下，因为采血设备污染，在血细胞分离血浆回输的过程中因艾滋病病毒污染而造成单采浆献血员中艾滋病流行。

1998 年，我国出台了《献血法》对血液安全采取了强有力措施，2007 年，出台了《单采血浆站管理办法》规范了单采血浆站的采血过程，2015 年，开始在全国所有血站配备艾滋病病毒核酸检测设备，临床用血全面采用艾滋病病毒核酸检测新技术进行检测，进一步缩短了艾滋病窗口期，将输血感染艾滋病的风险再进一步减少一半，使用或输入被艾滋病病毒污染的血液或血液制品已经非常少见。

目前，我国在保障血液安全的技术措施方面基本达到了发达国家的水平，已经基本杜绝了经采供血及临床用血造成的艾滋病病毒感染，所以可以放心地输血。

第七章 预防经母婴途径传播艾滋病

66. 如何预防艾滋病的母婴传播

可以通过让艾滋病感染孕产妇服用抗病毒治疗药物、安全助产，对艾滋病感染母亲所生的小孩预防性应用抗病毒药物和科学喂养来预防艾滋病的母婴传播。

建议艾滋病患者做好避孕，避免意外怀孕。如果怀孕了，必须在医生指导下进行抗病毒治疗，定期进行孕期保健。生孩子时，应选择到医院在医生指导下分娩。孩子出生后，需按照医生的指导开展科学喂养、婴儿预防性应用抗病毒治疗药物，才能有效预防艾滋病的母婴传播。

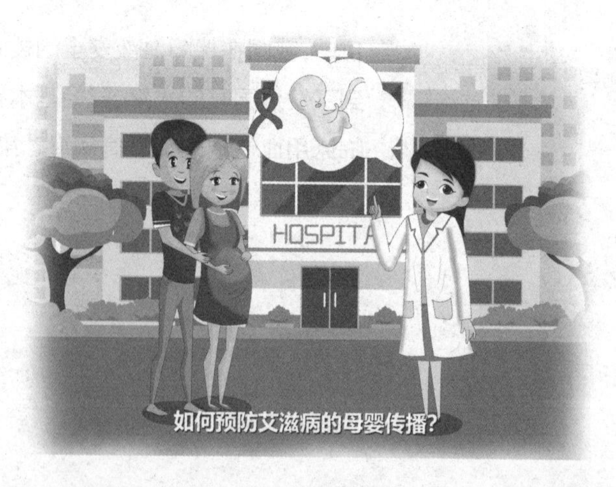

67. 艾滋病妈妈还能生一个健康的宝宝吗

可以的。

艾滋病病毒会通过怀孕的母亲将病毒传染给孩子，也就是我们常说的母婴传播，一般的传播几率是 30%～50%。

艾滋病母婴传播主要发生在孕期、分娩过程中和哺乳三个阶段，即宫内传播、产时传播和产后传播。在怀孕期间，艾滋病病毒可以经过胎盘传给胎儿。在分娩过程中，婴儿因为阴道分娩、产科辅助操作（如使用产钳）等导致母亲血或阴道分泌物污染而感染。婴儿出生后，还可以通过母乳喂养被感染。科学研究证实，这些传播均可以通过目前的科学技术手段进行阻断。艾滋病感染的母亲可以通过采取母婴阻断措施生出一个不感染艾滋病病毒的健康宝宝。

对于想要孩子的女性艾滋病病毒感染者，怀孕前应向专业医生咨询，并在医生指导下，接受规范的艾滋病抗病毒治疗，待身体内的病毒载量下降到检测不到时再行怀孕，并落实后续的预防艾滋病母婴传播措施，可以极大减少艾滋病病毒感染婴儿的风险，有助于生出一个健康的宝宝。

68. 如果孕妇怀孕几个月后才知道自己患有艾滋病，再做母婴阻断，还有用吗

有用。但，越早越好！

不管在孕期的哪个阶段，只要知道了自己感染了艾滋病，都可以尽快服用抗病毒药物。抗病毒药物可以很快降低孕妇体内的病毒量，孕妇体内的病毒量减少后会大大降低传播给胎儿或婴儿艾滋病的风险。抗病毒药物服用越早效果越好，只要服药就比不服药好，哪怕是临产时发现的感染者，尽快服用药物都可以起到降低风险的作用。

69. 艾滋病感染孕产妇在哪里可以得到预防母婴传播服务

可从当地的妇幼保健机构获得艾滋病预防母婴传播的咨询、产前指导、抗病毒治疗、产后访视、婴儿随访和检测等服务。

部分地区的抗病毒治疗定点医院的医生也可以提供抗病毒治疗服务。

在用药期间，艾滋病阳性孕产妇还要配合治疗做好 CD4、病毒载量、肝肾功能等监测。

70. 预防艾滋病母婴传播用什么药物，贵吗

目前，我国推荐的药物是 AZT+3TC+NVP 和 TDF+3TC+EFV 两个方案，可以任选其一。药物是免费的。

在预防母婴传播措施中，孕产妇服用抗病毒药物最关键，也就是说，孕产妇一旦知道了自己的感染状态，要尽快服用抗病毒药物，越早效果越好，最好不要漏服，以免产生耐药，影响药物效果；若忘记服用也应尽快补上。

71. 孕妇服用抗病毒药物是否会影响孩子的健康

从目前国内外的研究结果来看，艾滋病感染孕妇在孕期服用抗病毒药物未见明显的致畸性报告。

在预防艾滋病母婴传播过程中，给想要怀孕或已怀孕妇女推荐的抗病毒药物不会影响生育功能。

72. 影响艾滋病母婴传播的主要因素是什么

影响艾滋病母婴传播的主要因素是孕产妇体内的病毒量，如果病毒量很高，传播给孩子的风险就很高，如果病毒量很低或是检测不出来，传播的风险就会小很多。而降低体内的病毒量，需要开展抗病毒治疗，规范服用抗病毒药物。

除了病毒量，母亲的分娩方式、孩子的喂养方式、孕期的营养、母亲的感染等因素也可以影响母婴传播风险的大小。

73. 建议育龄期妇女在婚前、孕前主动接受艾滋病检测

准备结婚和准备怀孕的妇女，特别是曾有过艾滋病高危行为的妇女，建议主动了解一下自己的艾滋病感染情况。一旦发现已经感染了艾滋病，要注意采取避孕措施，避免意外怀孕，并及早开展抗病毒治疗，将身体内的病毒量降低后，按照医生指导意见再考虑怀孕，做到科学孕育，确保不将艾滋病传染给孩子。

了解了自己的感染状况，还有助于采取措施避免将艾滋病传染给配偶。

74. 已怀孕的妇女要及早接受艾滋病检测咨询

已怀孕妇女应在孕期尽早的时间接受艾滋病检测与咨询，尽早了解自己的艾滋病感染情况，了解母婴传播的相关知识。

及早了解艾滋病感染状况，艾滋病抗体阳性孕妇就可以尽早服用抗病毒药物，尽早降低孕妇体内的病毒量，降低传播给孩子的风险。

75. 感染了艾滋病的育龄妇女如何选择避孕方法

艾滋病感染育龄妇女建议双重避孕，就是在用避孕套（安全套）的基础上再加用另外一种有效的避孕方式，如节育器、输卵管结扎、避孕药等。

若选择避孕药，需要在医生指导下科学使用。

76. 为什么感染艾滋病的孕产妇要住院分娩

安全助产是预防艾滋病母婴传播的一个干预措施，只有做到了住院分娩，才有可能进行安全助产。安全助产包括：

（1）孕妇在孕期尽早确定分娩医院，及时到医院待产。

（2）在分娩前做好相关检查，评估采取何种方式进行生产。艾滋病感染不作为实施剖宫产的指征。对于孕早、中期已经开始抗病毒治疗、规律服用药物、没有艾滋病临床症状，或孕晚期病毒载量<1 000拷贝数 /ml，或已经临产的孕产妇，不建议施行剖宫产。

（3）在分娩过程中，医生应严密观察并积极处理产程，尽量避免可能增加母婴传播危险的损伤性操作。

（4）新生儿出生后，医生会使用流动的温水进行清洗，用洗耳球清理鼻腔及口腔黏膜，缩短新生儿接触母亲血液、羊水及分泌物的时间。

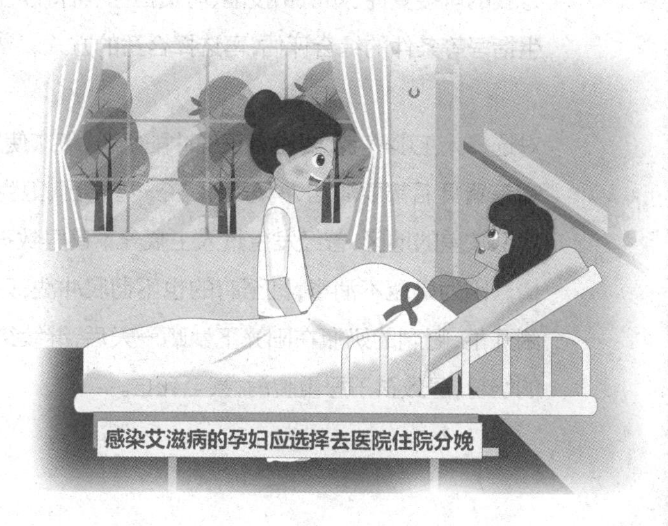

77. 感染艾滋病孕产妇所生的孩子需要用抗病毒药物吗

需要。

婴儿应在出生后尽早（12 小时内）开始服用抗病毒药物，可以选择两种方案中的任意一种（NVP 或 AZT）。孩子的用药时间根据母亲的用药时间而不同，若母亲孕期已经开始用药，孩子服药至出生后 4～6 周；若母亲是产时或产后才开始用药，孩子应服用 6～12 周。具体按照医嘱进行服用。

78. 感染艾滋病孕产妇所生的孩子如何喂养

对于艾滋病感染孕产妇所生孩子的喂养，我国提倡人工喂养，避免母乳喂养，杜绝混合喂养。在喂养前，建议进行婴儿喂养方式的可接受性、知识和技能、可负担性、可持续性及是否有医生指导等条件的综合评估，再选择合适的方式。

对选择人工喂养者，要注意正确冲配奶粉，每次使用完奶瓶、奶嘴等器具后都要清洁、消毒等。在一些贫困、卫生条件和卫生意识较差的地区，曾经发生过人工喂养不善导致孩子死亡的事情。因为奶瓶不消毒，甚至有的也不彻底冲洗，只是简单用水涮几下，喝剩的奶瓶在阳光下暴晒一天后，继续给婴儿喝剩下的奶粉，导致孩子严重腹泻，甚至死亡。

对选择母乳喂养者，要充分咨询，在医生指导下进行纯母乳喂养，母亲还应做好乳房护理，减少皮肤皮损等事情的发生。需要强调的是，在喂养期间，母亲或婴儿坚持服用抗病毒药物。

79. 感染艾滋病孕产妇所生孩子在计划免疫中需要注意什么

艾滋病病毒感染母亲所生儿童，在尚未确定是否感染艾滋病前，应避免接种活疫苗。在未完成疫苗接种程序时，应避免去人群密集的场所，注意避免与结核病、麻疹、脊髓灰质炎等病人接触。

排除艾滋病感染后，按预防接种程序及时补种尚未接种的疫苗。

两次不同时间（其中至少一次于婴儿满 3 个月后采血）艾滋病感染早期诊断检测结果均为阴性的儿童，可按照未感染艾滋病处理，及时补种尚未接种的疫苗。

80. 艾滋病阳性孕产妇所生的孩子，怎么确诊是否感染了艾滋病

艾滋病感染母亲所生的孩子出生后，会因携带母亲的抗体而呈现抗体检测阳性，一般会在 18 个月后消失。

在孩子出生后，应在 12、18 个月进行艾滋病抗体检测，如果结果为抗体阴性，可以排除孩子感染了艾滋病病毒；如果在 18 个月检测结果为抗体阳性才能确诊孩子感染了艾滋病。

目前还可以通过核酸检测的方法来判断孩子是否感染了艾滋病病毒。可以在出生后 42 天和 3 个月进行核酸检测（也叫艾滋病的早期诊断），根据结果由医生来判断孩子的感染情况。

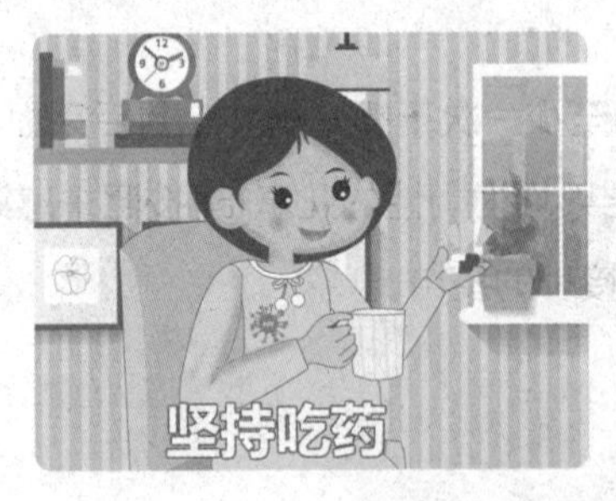

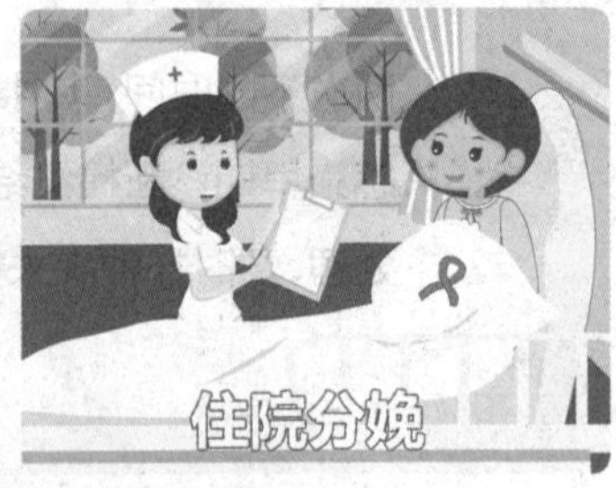

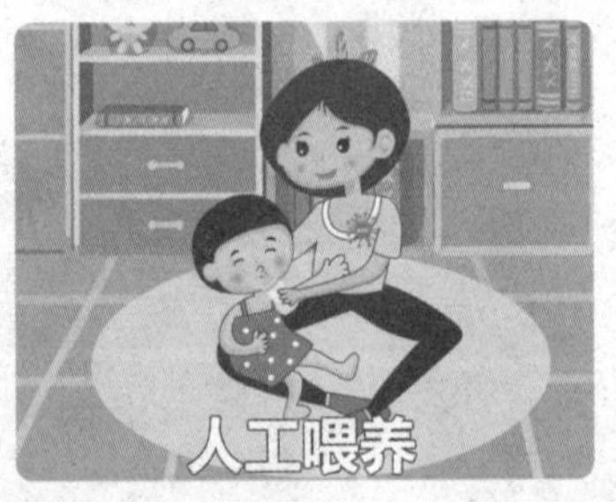

治疗与康复篇

第八章　抗病毒治疗与关怀

81. 感染艾滋病后，怎么办

确诊感染艾滋病后，要知道目前艾滋病是可治的。

要努力保持乐观情绪，坚强面对人生。生活上，注意合理营养、适当锻炼提高身体抵抗力，避免再次感染其他疾病。心理上，因为多数人在刚刚确诊感染时，都会陷入深深的绝望。艾滋病病毒感染者可以寻求医务人员、一些同为感染者的同伴帮助，及早走出困境。目前多数地区都有艾滋病病毒感染者的关爱组织，可以为感染者提供关怀、帮助服务。

要及早接受艾滋病抗病毒治疗，这也是最重要的。通过抗病毒治疗控制艾滋病病毒的复制，减少艾滋病病毒对人体的进一步损害，促进免疫功能的恢复，避免机会性感染，提高生存质量，延长生命。

感染者在确诊后，还应建议和说服与自己有过性关系的性伴及早进行艾滋病检测，采取措施避免再将病毒传染给他人。

82. 确诊感染艾滋病后，去哪里看病、寻求帮助

确诊感染艾滋病后，你可以：

（1）到当地疾病预防控制中心咨询，了解艾滋病相关知识、并结合你的具体情况协助将你转介到医院接受抗病毒治疗，到妇幼保健院去咨询和接受母婴阻断服务，到感染者小组获取心理支持和帮助，吸毒者还可以转介到美沙酮维持治疗门诊等等。在疾病预防控制中心，还可以了解我们国家对艾滋病病毒感染者的关怀救助政策，当地政府具体的关怀救助措施，比如如何去申请低保、如何获取对受艾滋病影响儿童的救助等等。

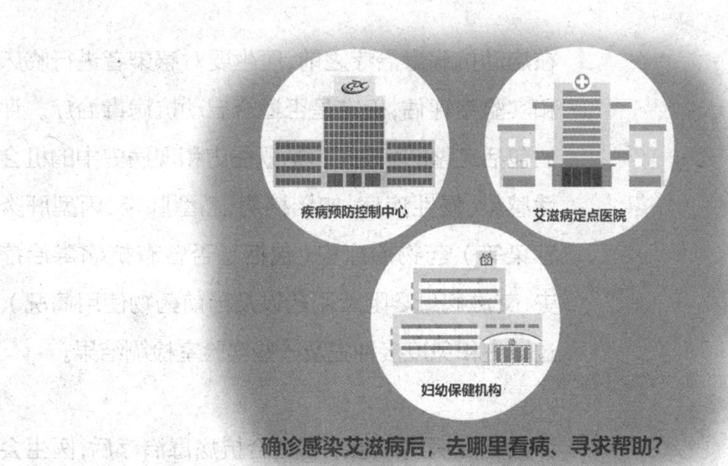

确诊感染艾滋病后，去哪里看病、寻求帮助?

（2）到当地艾滋病定点医院，接受艾滋病抗病毒治疗。一般情况下，确诊的信息是医务人员通知的，他们都了解当地的定点医院情况，并帮助将病人转介到相应的医院、科室，甚至具体的医生，去接受抗病毒治疗。

（3）到妇幼保健机构。如果你以后想要宝宝或者是已怀孕，可以到当地的妇幼保健机构，在接受艾滋病抗病毒治疗的同时，还可以得到专业的健康咨询和免费母婴阻断服务。

83. 艾滋病抗病毒治疗都包括什么

艾滋病抗病毒治疗包括启动抗病毒治疗前的临床和实验室评估、启动抗病毒治疗、治疗过程中的监测随访和支持、治疗失败的处理、持续性的医疗关怀等。

在启动抗病毒治疗之前，医生要对感染者进行临床和实验室评估，确定是否适合启动抗病毒治疗。评估包括完整的病史（包括既往史和现病史中的机会性感染、慢性疾病，如结核病、乙型肝炎、丙型肝炎感染等）、药物治疗史（包括是否曾有抗病毒治疗史，艾滋病母婴阻断用药以及当前药物使用情况）、过敏史和免疫接种史及一些实验室检测结果。

评估艾滋病病毒感染者适合抗病毒治疗后，医生会为感染者确定治疗方案。如果有合并疾病，例如结核病、肝炎等存在时，应先酌情处置，在恰当的时机尽快启动抗病毒治疗。在抗病毒治疗中，艾滋病抗病毒治疗药物是由国家统一免费提供的。

抗病毒治疗中，对艾滋病病毒感染者的定期监测随访是抗病毒治疗不可缺少的一部分，包括定期实验室检测和临床随访。在监测过程中，可以及时发现药物不良反应或是艾滋病病毒感染者无法耐受当前治疗方案中的抗病毒药物等问题，可以及时对治疗药物进行调整，必要时需将艾滋病病毒感染者转诊到上级医院处理严重不良反应或其他临床问题。

临床医师还为艾滋病病毒感染者提供咨询服务，给予持续的医疗关怀和心理支持。

84. 从哪里可以得到艾滋病治疗的药物

艾滋病免费治疗指的是抗病毒治疗药物免费。这些药物可以从当地艾滋病抗病毒治疗定点医院获得。

一般来讲，各地的县级抗病毒治疗定点医院、妇幼保健院和部分乡镇卫生院都可以提供抗病毒治疗药物。在艾滋病确证检测阳性后，接待的医疗机构都会根据你的实际情况，与你沟通后，协助介绍到艾滋病定点医疗机构，获得免费治疗药物。

85. 机会性感染是什么

机会性感染是指一些致病力较弱的病原体，在人体免疫功能正常时不能致病，但当人体免疫功能降低时，它们就会乘虚而入，侵入人体导致各种疾病。

艾滋病病毒感染人体后，会破坏人体的细胞免疫功能，使患者的抵抗力降低，由于多种病原体的侵袭而造成机会性感染。常见的如单纯疱疹、带状疱疹、肺结核、细菌性肺炎、败血病、肺孢子菌肺炎、弓形体病、牛皮癣、真菌性疾病、卡波西肉瘤、淋巴瘤、扁平细胞癌等。

86. 目前，艾滋病可以被治愈吗，网上所说艾滋病治愈的病例是怎么回事

截至目前，尚不能实现艾滋病彻底治愈，也即将艾滋病病毒完全清除出体内。

网上所说艾滋病治愈是艾滋病功能性治愈，功能性治愈指的是艾滋病病毒虽然还在体内，但不再活跃也不会对身体造成伤害。目前所见的艾滋病治愈病例，主要指“密西西比婴儿”和“柏林病人”。2010 年，一名在密西西比州出生婴儿的母亲是艾滋病病毒感染者，分娩时未接受抗逆转录病毒药物治疗或产前护理。由于婴儿感染艾滋病病毒的风险很高，医生在其出生 30 小时后随即开始组合式

抗逆转录病毒治疗，检测结果证实婴儿的确感染了艾滋病病毒。这名婴儿一直接受治疗至18个月时结束。在停止治疗后的两年多时间里，这名患儿体内一直检测不到艾滋病病毒。但非常遗憾，在停止抗病毒治疗27个月后，病毒载量又出现了反弹。“柏林病人”在1995年时被检测出艾滋病抗体阳性，2006年，他又被诊断出患有白血病。为了治疗白血病进行了骨髓移植。骨髓的捐献者不仅配型非常吻合，而且CCR5受体delta32（CCR5Δ32）基因缺失，该基因缺失可以使人获得艾滋病病毒的天然免疫。“柏林病人”在接受了骨髓干细胞移植之后，就再也没有在他的体内发现艾滋病病毒。

87. 如果艾滋病不能治愈，为什么还要治疗

虽然艾滋病不能治愈，但通过抗病毒治疗，可以降低艾滋病病死率，提高病人生存质量，延长病人生命，还可以减少对其他人的传染。

抗病毒治疗不能杀灭艾滋病病毒，但可以控制病毒的复制，重建免疫功能，减少机会性感染的发生，从而降低艾滋病相关疾病的发病率和死亡率。早期发现艾滋病病毒感染并予以恰当的抗病毒治疗，可以避免发生严重的机会性感染，在很大程度上减少艾滋病病毒感染者及其家庭因治疗机会性感染而产生的负担。

抗病毒治疗还是预防艾滋病病毒传播的有效手段。接受抗病毒治疗

后，血中的病毒量下降，同时也降低生殖道及其他组织的病毒量。科学研究显示了抗病毒药物在预防性途径感染方面的重要作用。在2000年发表的研究证实，对单方阳性的配偶进行平均22.5个月的随访，当阳性一方的病毒载量低于1500拷贝/ml时，阴性配偶无一被感染。2014年国际会议公布的最新研究显示，当接受抗病毒治疗患者病毒载量低于200拷贝/ml时，性行为就不具有传染性了。

通过抗病毒治疗，
可以降低艾滋病病
死率，延长病人生命
如果艾滋病不能治愈，为什么还要治疗？

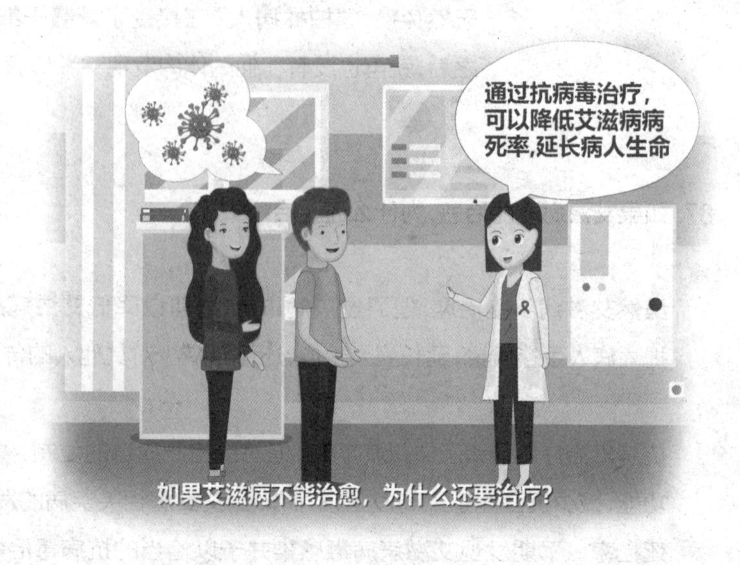

88. 我目前身体很好,没有任何的不适感,需要治疗吗

需要治疗。

大多数成人和青少年感染艾滋病病毒后,可长时间没有症状,但可以检出艾滋病病毒,而且病毒在体内的复制并不会停止,越早治疗效果越好。

早治疗能够降低艾滋病病毒感染后患者的死亡率。一般情况下,艾滋病病毒感染者的感染时间越长,CD4 水平越低。欧洲和北美的研究结果表明治疗时基线 CD4 越高,其艾滋病相关疾病及死亡的风险越低。CD4 小于 25 时开始治疗的死亡风险是 CD4 大于 350 开始治疗的患者的 4.35 倍。

早治疗可以更为有效地促进艾滋病病毒感染者免疫功能的重建。有研究表明,治疗前 CD4 水平决定着患者是否可以获得良好的免疫重建。

早治疗可以减少艾滋病病毒感染者并发症的风险。一般来说,艾滋病病毒进入人体后,会对全身多器官造成损伤。例如:艾滋病病毒感染者合并病毒性肝炎会使肝炎病情进展更加迅速,出现包括肝硬化、肝细胞癌、肝功能衰竭等,抗病毒治疗通过重建免疫功能、降低免疫激活和炎性反应可以延缓肝脏

疾病进展。

有人担心早治疗容易耐药，这个担心其实没有必要。尽早进行抗病毒治疗可以尽早控制病毒复制，反而不容易导致病毒耐药。例如：来自英国的研究发现，230 名患者接受早治疗，8 年内耐药比例约为 7%，这个比例和没有进行早治疗患者的耐药发生率基本一样，并没有增加。

早日开展治疗，
阻止疾病加重，
恢复身体健康，
减少传染他人
我目前身体很好，没有任何的不适感，需要治疗吗？

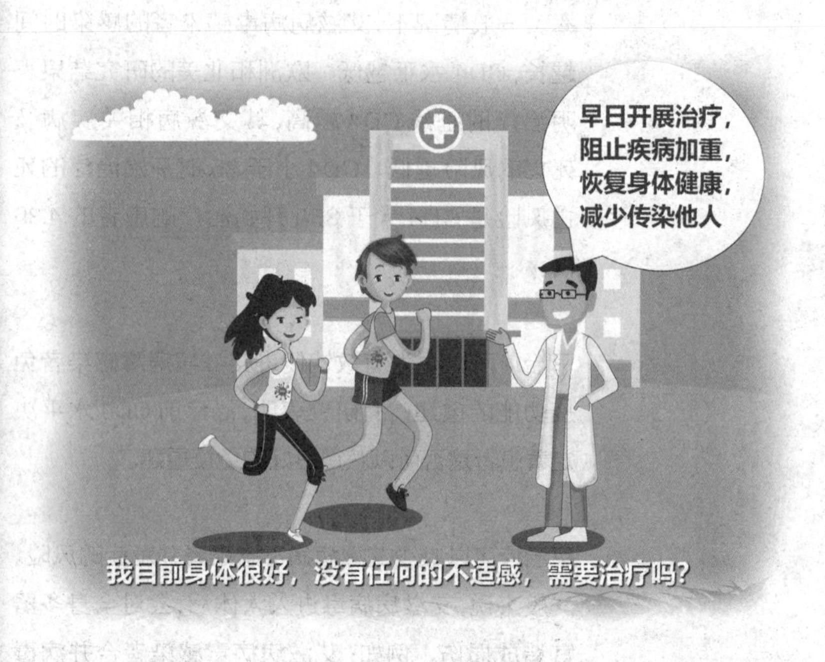

89. 为什么艾滋病的治疗要坚持规范、按时吃药，终身服药

抗病毒治疗需要达到 95% 以上的抗病毒治疗依从性并终身服药才能保证治疗的成功。正确服药，必须每日都按时按量，不能擅自停药。

如果不按时、按量服药，体内的血药浓度水平较低时，病毒会大量复制，疾病会继续进展，身体状况变坏。而身体状况变坏还不是马上就会出现，可能需要几周、几月甚至几年，具有很强的隐蔽性。

如果不按时、按量服药，产生耐药的危险性升高。一旦耐药，就需要换用其他药物。而目前的抗病毒治疗所能提供的抗病毒药物种类有限，不足以提供可替换的药物。因此，确保良好的治疗依从性从而保护正在使用的方案能够长期使用是非常关键的。

90. 为什么艾滋病病毒感染者在吃药之前，还需要做很多检测

艾滋病病毒感染者在开始抗病毒治疗也即开始吃药之前，必须要通过一些检测了解病人身体状况，是否有艾滋病治疗的禁忌证，才能确定是否适合启动抗病毒治疗。

其中，CD4细胞检测可以确定免疫损害的程度，病毒载量检测可帮助医师了解艾滋病病毒感染者疾病进展的快慢，免疫系统功能破坏的程度。还有需要根据病人症状或艾滋病治疗的禁忌证等开展的结核、肝炎检测等。

有了这些检测数据，才可以确定艾滋病病毒感染者是否可以启动治疗，以及确定适用的抗病毒治疗方案。

91. 有可能因为副作用太大，而无法使用艾滋病抗病毒治疗药物吗

抗病毒药物有可能会带来不良反应，有些较轻微，有些则较严重，甚至会威胁生命。大多数不良反应会自行消失，有些不良反应可以通过调整饮食或其他药物来缓解。

如果服药后出现不适,应积极与负责治疗的医师联系沟通,寻求通过调整用药甚至替换药物来解决。在任何情况下都不应该由于不良反应自行随意停止服用抗病毒药物。

92. 如果体内病毒量降到了检测值以下,是否就意味着可以停止治疗了

不能停止治疗。

病毒载量检测的是血液中的艾滋病病毒量,检测不到只能说明病毒载量较低但病毒依然存在。同时,由于抗病毒治疗药物只针对血液循环系统中活跃的艾滋病病毒,可以有效控制艾滋病病毒复制,将血浆中病毒载量降至常规检测方法检测不到的水平,但即便血液中的病毒被清除了,而病毒仍有可能躲在淋巴细胞或者细胞核等其他地方。艾滋病病毒在这些细胞里潜伏着,一旦停止抗病毒治疗,它们不断复制,反攻进血液系统,破坏免疫系统,就会导致血液里病毒载量的反弹。

93. 感染艾滋病病毒后，生活、饮食上需要注意什么，还能工作吗

艾滋病病毒感染者和病人由于食欲下降、吸收功能降低造成能量摄入不足。同时，由于机体代谢率升高，使得能量不平衡，所以在饮食上应当以高蛋白和高能量的食物为主。艾滋病病毒感染者和病人日常最好多吃新鲜的蔬菜和水果，以增强对疾病的抵抗能力。特别应多吃一些富含维生素A、胡萝卜素和维生素C的新鲜蔬菜和水果以及含维生素E的食物。一次进食量过多容易引起消化不良，损伤脾胃，对病情不利；进食过少又会造成营养素摄入不足，营养更加匮乏。所以，艾滋病病毒感染者和病人应少食多餐，一般以一日五、六餐为宜。每一顿饭，尽量多吃几种食物，计划一个包含五类食物的饮食。避免食用酸、辣等刺激性食物。注意饮食卫生。不吸烟、不饮酒。进行适量的体育锻炼。保持良好的情绪。

饮食护理要注意食物的多样化。蔬菜要避免烹饪时间过长破坏维生素。有恶心、呕吐或腹泻的病人，将饭做软或制成糊状会有一定帮助。对吃饭有困难或保持体力有困难的人建议少吃多餐、饭里可加一些植物油或花生酱、不吃生菜、服用一些维生素、大量喝水并注意不要脱水。

艾滋病病毒感染者/艾滋病病人经过抗病毒治疗，身体可以达到一个比较健康的状态，可以像正常人一样的工作。

94. 家里有艾滋病病人，如何防护

日常生活是不会传播艾滋病病毒的，作为感染者家属，需要做到：夫妻性生活时坚持正确使用安全套；分开使用牙刷、剃须刀、指甲刀等容易弄破皮肤或黏膜的物品。其他病人接触过的一般日常物品，只要未曾被病人的体液污染就不具有传染性。

艾滋病病毒并不通过食物和餐具传播。病人或感染者可以与家人一同进餐，对餐具用常规的洗涤方法洗涤已经足够了。如果发现某一器皿已被病人体液污染，应用家用消毒剂仔细清洗、消毒；也可以煮沸消毒。

对病人分泌物和血液污染的日常物品，如果是病人用过的纱布、棉签和不再使用的衣物等废弃物可以焚烧处理。有一定价值的衣物、毛毯、床上用品等可浸泡的，可以在0.1%的漂白粉溶液中浸泡30分钟后，用常规方法洗涤。桌子、床、书籍、门把手、玩具等物品，可以用漂白粉或过氧乙酸溶液彻底擦拭，床垫、被子等可以在阳光下反复曝晒。

在护理和日常生活中，作为艾滋病病毒感染者的家人，要常用肥皂仔细地洗手，特别是在接触过感染者或病人的体液或体液污染过的地方后，应勤洗手。要注意保持皮肤完整，如果皮肤不完整，在处理病人分泌物及创口时，一定要戴上橡胶手套。

艾滋病的传播途径十分有限，基本上是通过体液传播。因此，在日常生活中也不要过于紧张。如果在护理过程中采取一些过度的防护措施，可能使艾滋病病毒感染者和病人产生隔阂，加重感染者的心理负担。

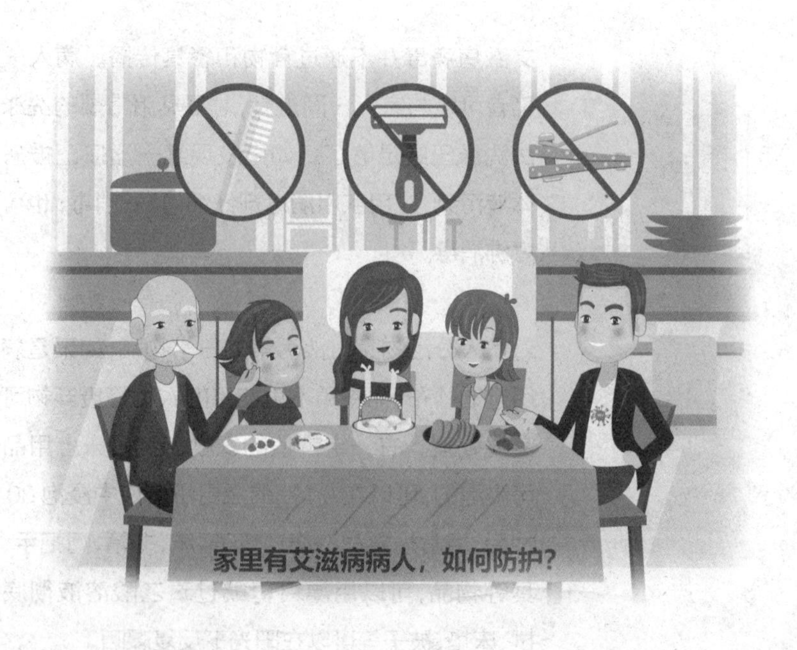

95. 我国的“四免一关怀”政策是什么

我国政府于2004年开始实施了艾滋病防治“四免一关怀”政策，即为自愿接受艾滋病咨询检测的人员免费提供咨询和初筛检测、为感染艾滋病病毒的孕产妇提供免费母婴阻断药物、为农村和城市低收入艾滋病病人提供免费抗病毒治疗药物、为艾滋病感染家庭的儿童提供免费上学、为生活困难的艾滋病感染家庭提供关怀和支持。

96. 我国对艾滋病致孤儿童的关爱政策有哪些

《艾滋病防治条例》规定：任何单位和个人不得歧视艾滋病病毒感染者、艾滋病病人及其家属，艾滋病病毒感染者和病人及其家属享有的就医、入学等合法权益受法律保护。生活困难的艾滋病病人遗留的孤儿和感染艾滋病病毒的未成年人接受义务教育的，应当免收杂费、书本费；接受学前教育和高中阶段教育的，应当减免学费等相关费用。

《民政部关于进一步加强受艾滋病影响儿童福利保障工作的意见》指出，“艾滋病致孤儿童全额发放基本生活保障金，最低养育标准为每人每月600元，并创造条件对孤儿监护抚养人给予一定的补贴和支持。父母一方感染了艾滋病或因艾滋病死亡的儿童可参照艾滋病致孤儿童标准执行福利补贴”。民政部、财政部《关于发放孤儿基本生活费的通知》《关于发放艾滋病病毒感染儿童基本生活费的通知》进一步明确，及时、足额为艾滋病致孤儿童和艾滋病病毒感染儿童发放基本生活费，并建立基本生活最低养育标准自然增长机制。同时要进一步加强艾滋病病毒感染儿童基本生活费规范管理，建立民政部、卫生计生部门联合审核上报机制，防止冒领、侵占现象的发生。

《社会救助暂行办法》规定，确保将所有符合条件的受艾滋病影响儿童及时纳入城乡低保、特困人员供养范围，做到应保尽保；对受艾滋病影响导致基本生活暂时出现严重困难的家庭，给予临时救助。要用足用好社会救助、社会福利、社会保险和慈善捐赠等相关政策和资源，切实保障受艾滋病影响儿童的基本生活。

97. 艾滋病病毒感染者有什么权利

《艾滋病防治条例》规定，任何单位和个人不得歧视艾滋病病毒感染者、艾滋病病人及其家属。艾滋病病毒感染者、艾滋病病人及其家属享有的婚姻、就业、就医、入学等合法权益受法律保护。艾滋病病毒感染者和艾滋病病人在医疗机构有就医权利。医疗机构不得因就诊的病人是艾滋病病毒感染者或者艾滋病病人，推诿或者拒绝对其其他疾病进行治疗。

如果因为感染了艾滋病而在医疗机构被推诿或拒绝治疗病人的其他疾病，或者医疗机构对艾滋病病毒感染者、艾滋病病人未提供咨询、诊断和治疗服务，条例同时规定了严厉的处罚措施：县级以上人民政府卫生主管部门将责令限期改正，通报批评直至可以依法吊销有关机构或者责任人员的执业许可证件；构成犯罪的，依法追究刑事责任。

98. 艾滋病病毒感染者应履行的义务有哪些

艾滋病病毒感染者和艾滋病病人应当履行下列义务：

（1）接受疾病预防控制机构或者出入境检验检疫机构的流行病学调查和指导；
（2）将感染或者发病的事实及时告知与其有性关系者；
（3）就医时，将感染或者发病的事实如实告知接诊医生；
（4）采取必要的防护措施，防止感染他人。

艾滋病病毒感染者和艾滋病病人不得以任何方式故意传播艾滋病。

99. 如何对待艾滋病病毒感染者和病人

艾滋病是人类共同的敌人，艾滋病病毒感染者和病人也是疾病的受害者，和他们交往应采取平等、尊重、不评判的原则。

正常的日常生活接触是不会被传染上艾滋病病毒的，病毒也仅通过几种极其有限的方式传播（如无保护性行为、共用针具吸毒、直接血液交换等），所以不需要对艾滋病病毒感染者和病人有任何特殊对待。我们要从内心里接受艾滋病病毒感染者和病人，尊重他们，和平、友善地和他们相处。

很多人认为艾滋病病毒传播的途径都是通过不道德的活动，因此会有点歧视或害怕感染者。这是非常不公平的想法。我们既不知道每个人到底是什么原因感染，也不能让病毒成为人类道德的审判官。社会要以零歧视的状态来对待他们，让他们真实体验到温暖、关爱和包容！

100. 为什么要关怀和关爱艾滋病病毒感染者和病人

在人类与艾滋病抗争的过程中，向艾滋病病毒感染者和病人提供关怀和关爱，是艾滋病防治策略的一个重要环节，它不仅是艾滋病病毒感染者和病人的需要，也是其他社会成员以至全社会的需要。

为艾滋病病毒感染者和病人提供关怀，有助于改善他们日益恶化的健康状况，提高他们的生活质量，使他们获得必要的艾滋病防治知识和情感、心理上的支持，增强他们战胜疾病的信心和能力，为他们创造一个宽松的没有歧视的社会环境，从而使他们能够像其他社会成员一样正常的生活和工作。

做好艾滋病病毒感染者和病人的关怀工作，有助于保持社会的稳定，保证国民经济的正常运行和发展。如果不能有效地减少社会对艾滋病病毒感染者和病人的歧视，不仅不利于控制艾滋病的传播，还会造成人际关系的紧张和冲突，以至于引发社会的不稳定。

因此，人人行动起来，不歧视艾滋病病毒感染者，关怀和帮助艾滋病病毒感染者。

附

件

艾滋病防治宣传教育核心信息

一、大众人群

1. 艾滋病危害大，不能治愈，死亡率高。
2. 艾滋病传播途径有三种，经性、血液和母婴，日常接触无风险。
3. 艾滋病无疫苗，拒绝毒品，自尊自爱是根本。
4. 及时到正规医院治性病，感染艾滋病风险会减少。
5. 坚持使用安全套，有效预防艾滋病。
6. 避免共用注射器，有效预防艾滋病。
7. 母婴阻断很有效，防止婴儿被感染。
8. 是否感染艾滋病，外表看不出，检测才知道。
   主动咨询，免费检测，及早发现，利人利己。
9. 及早接受治疗，保证生活质量，减少病毒传播。
10. 艾滋病人不可怕，关心、帮助、不歧视。
    故意传播不道德，法律责任需承担。
11. 全社会齐参与，遏制艾滋，共建和谐。

二、青年学生

1. 艾滋病危害大，不能治愈，死亡率高。
2. 学生中增长快，性传播占主导。
3. 一旦感染艾滋病，终生治疗负担重。
4. 是否感染艾滋病，外表看不出，检测才知道。
5. 学习性健康知识，提高自我保护意识，培养积极的生活方式。
6. 艾滋病无疫苗，拒绝毒品，自尊自爱是根本。
7. 坚持使用安全套，有效预防艾滋病。
8. 血液体液会传播，日常接触无风险。
9. 新型毒品风险高，注射吸毒更危险，珍爱生命，远离毒品。
10. 及时到正规医院治性病，感染艾滋病风险会减少。
11. 高危行为发生后，主动咨询和检测，及早发现并治疗。
12. 检测咨询是隐私，信息保密不外泄。
13. 及早接受治疗，保证生活质量，减少病毒传播。
14. 艾滋病人不可怕，理解、关心、不歧视。
    故意传播不道德，法律责任需承担。

三、男男性行为人群

1. 艾滋病危害大，不能治愈，死亡率高。
2. 男性同性性行为者是目前我国受艾滋病威胁最严重的群体。
3. 一旦感染艾滋病，终生治疗负担重。
4. 坚持使用安全套，有效预防艾滋病。
5. 远离毒品助兴剂，感染风险会减少。
6. 定期筛查和到正规医疗机构规范诊治性病，降低感染风险。
7. 是否感染艾滋病，外表看不出，检测才知道。
8. 6周左右窗口期，艾滋病毒检不出。
9. 主动咨询和检测，及早发现并治疗。
10. 疾控中心、男同社会组织及医院均能提供保密的艾滋病检测。
11. 及早接受治疗，保证生活质量，减少病毒传播。
12. 抗病毒药物终身服，随意停药易耐药。
13. 故意传播不道德，法律责任需承担。

四、暗娼人群

1. 艾滋病危害大，不能治愈，死亡率高。
2. 性传播是我国艾滋病流行的主要传播途径之一。
3. 艾滋病无疫苗，坚持使用安全套，有效预防经性传播艾滋病。
4. 一旦感染艾滋病，终生治疗负担重。
5. 是否感染艾滋病，生殖器外观看不出，只有检测才知道。
6. 坚持使用安全套，有效预防艾滋病。
7. 远离毒品，感染风险会减少。
8. 及时到正规医院治性病，感染艾滋病风险会减少。
9. 主动咨询和检测，及早发现并治疗。
10. 检测咨询是隐私，信息保密不外泄。
11. 及早接受治疗，保证生活质量，减少病毒传播。
12. 故意传播不道德，法律责任需承担。

五、吸毒人群

1. 艾滋病危害大，不能治愈，死亡率高。
2. 共用注射器吸毒是我国艾滋病流行的主要传播途径之一。
3. 艾滋病无疫苗，拒绝毒品，自尊自爱是根本。
4. 一旦感染艾滋病，终生治疗负担重。
5. 是否感染艾滋病，外表看不出，检测才知道。
6. 注射吸毒风险高，避免共用吸毒用品。
7. 坚持使用安全套，有效预防艾滋病。
8. 远离毒品，感染风险会减少。
9. 戒毒药物维持治疗可以降低由吸毒造成的感染艾滋病病毒风险。
10. 主动咨询和检测，及早发现并治疗。
11. 检测咨询是隐私，信息保密不外泄。
12. 及早接受治疗，保证生活质量，减少病毒传播。
13. 故意传播不道德，法律责任需承担。

图书在版编目（CIP）数据

艾滋病 / 刘玉芬主编．—北京：人民卫生出版社，2019
（“三区三州”健康促进科普丛书）
ISBN 978-7-117-28625-1

Ⅰ．①艾… Ⅱ．①刘… Ⅲ．①艾滋病－防治 Ⅳ．①R512.91

中国版本图书馆 CIP 数据核字（2019）第 130019 号

人卫智网 www.ipmph.com 医学教育、学术、考试、健康，购书智慧智能综合服务平台
人卫官网 www.pmph.com 人卫官方资讯发布平台

书　　名 “三区三州”健康促进科普丛书——艾滋病
主　　编 刘玉芬
出版发行 人民卫生出版社（中继线 010-59780011）
地　　址 北京市朝阳区潘家园南里 19 号
邮　　编 100021
E - mail pmph @ pmph.com
购书热线 010-59787592 010-59787584 010-65264830

印　　刷 三河市博文印刷有限公司
经　　销 新华书店
开　　本 850 × 1168 1/32
印　　张 4
字　　数 103 千字
版　　次 2019 年 8 月第 1 版 2020 年 7 月第 1 版第 2 次印刷
标准书号 ISBN 978-7-117-28625-1
定　　价 23.00 元

打击盗版举报电话：010-59787491 E-mail：WQ @ pmph.com
（凡属印装质量问题请与本社市场营销中心联系退换）